Praktische Allergiediagnostik

Methoden des direkten Allergennachweises

Herausgegeben von

Max Werner und Viktor Ruppert

unter Mitarbeit von

W. Braun, G. Erdmann, E. Fuchs, I. Gottmann-Lückerath, W. Gronemeyer, H. Michel, E. Schöpf, G. K. Steigleder, A. de Weck

2. neubearbeitete und erweiterte Auflage
35 Abbildungen, 22 Tabellen

W0188583

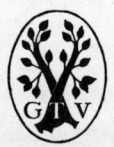

Georg Thieme Verlag Stuttgart 1974

1. Auflage 1968

© Georg Thieme Verlag, Stuttgart 1968, 1974 — Printed in Germany
Satz und Druck: Allgäuer Zeitungsverlag GmbH, Kempten (Allgäu)
ISBN 3 13 419602 6

Vorwort zur 2. Auflage

Die eindeutige Zunahme der allergischen Krankheiten in den letzten Jahren hat in Klinik und Praxis auch zu einem vermehrten Interesse an der Allergiediagnostik und ihren Methoden geführt. Diese Tendenz machte für die zweite Auflage dieses Taschenbuches sowohl inhaltliche Erweiterungen und Ergänzungen, wie z. B. die Darstellung der immunologischen Grundlagen der allergischen Hautreaktionen und die Zusammenstellung von Gruppenallergien bei Arzneimitteln, als auch die Akzentuierung von diagnostischen Methoden notwendig. So treten neben die Kutandiagnostik, durch die die spezifische Sensibilisierung nachzuweisen ist, in zunehmendem Maße die gezielten diagnostischen Provokationsproben an den Manifestationsorganen, durch die erst die Aktualität eines Allergens verbindlich zu beweisen ist. Erfahrene Allergologen in aller Welt sehen die Aufgabe der allergologischen Diagnostik erst dann erfüllt, wenn die entsprechenden Provokationsproben angewendet werden.

Herrn Dr. med. h. c. G. HAUFF und den Mitarbeitern des Georg Thieme Verlages danken wir für das stete Interesse und für die vorzügliche Ausstattung dieses Taschenbuches.

Pinneberg und   MAX WERNER
Köln im Mai 1973   VIKTOR RUPPERT

Vorwort zur 1. Auflage

Die nachweisbare Zunahme allergischer Krankheiten und Manifestationen in Praxis und Klinik hat zwangsläufig auch zu einem vermehrten Interesse an den Fragen der Allergiediagnostik geführt. Die praktische Allergiediagnostik im eigentlichen Sinne hat die ganz spezielle Aufgabe, die im Einzelfall krankheitsauslösenden oder pathogenen Allergene nachzuweisen; sie wird damit zur „Allergendiagnostik". Die Methoden des Allergennachweises lassen sich in direkte und indirekte unterteilen. Der direkte Allergennachweis in der Klinik bedient sich der Provokation typischer allergischer Phänomene durch lokal umschriebene, also organgezielte, Allergenapplikationen; aus naheliegenden Gründen bietet sich für diese diagnostischen Proben vor allem die Haut an. Die Verfahren des direkten Allergennachweises erfüllen folgende drei Forderungen:

1. Die dieser Diagnostik zugrunde liegenden Reaktionsmanifestationen gehören zum typischen allergischen Formenkreis.

2. Das Reaktionsbild und der Reaktionsausfall sind ausschließlich oder überwiegend vom allergischen Vorgang der Allergen-Antikörper-Verbindung abhängig.

3. Das für die Diagnose ausschlaggebende Reaktionsbild wird durch anderweitige, nichtallergische Effekte nicht beeinflußt oder gestört.

Als Methoden des indirekten Allergennachweises sind vornehmlich der Pulstest nach Coca, der Leukozytensturz (als leukopenischer Index nach Vaughan und Rost) und der Thrombozytensturz (als thrombopenischer Index nach Storck und Hoigné) in Anwendung, bei denen aber „allgemein-biologisch verankerte Regulationen" im erheblichen Ausmaß mitwirken. Diese diagnostischen Proben erfüllen auch grundsätzlich die drei Forderungen für den direkten Allergennachweis nicht; zudem sind ihre Reaktionsausfälle durch die verschiedenartigsten exogenen Effekte leicht störbar, und ihre Durchführung verlangt in der Praxis einen nicht unerheblichen technischen Aufwand. Die Verfahren des indirekten Allergennachweises werden wegen ihrer methodischen Unzulänglichkeiten und wegen der sich daraus ergebenden Unsicherheit einer schlüssigen Interpretation in diesem Büchlein nicht besprochen.

Wie alle diagnostischen Verfahren in der Medizin — seien es biologische, physikalische oder chemische Untersuchungsmethoden — so kann auch die Allergiediagnostik Sinn und klinische Bedeutung nur aus der Verbindung einer präzisen und technisch einwandfreien Durchführung mit einer sinnvollen Auswertung oder klinisch orientierten Interpretation der Befunde erhalten. Auch bei ihr hat eine schlüssige diagnostische Antwort eine klare Fragestellung, eine technisch saubere „Werkstatt-Arbeit" und umfassende klinische sowie pathogenetische Kenntnisse des Arztes zur Voraussetzung; sinngemäß hat WALZER über die im Mittelpunkt diagnostischen Interesses stehenden verschiedenartigen Hautproben gesagt, daß der diagnostische Wert positiver Hautreaktionen nicht so sehr darin besteht, sie hervorzubringen, als vielmehr darin, sie als Arzt richtig deuten zu können. Technisches Können und geistig-wissenschaftliche Konzeption des Arztes, die beide keinesfalls durch nichtärztliche medizinisch-technische Mitarbeiter zu ersetzen sind, bilden somit die unabdingbaren Grundlagen für eine sinnvolle und ergiebige Allergendiagnostik.

Die uns von vielen Ärzten in den letzten 2 bis 3 Jahren vorgebrachten Wünsche nach einer zusammenfassenden Darstellung der Allergendiagnostik waren Anregung und Anlaß für die Abfassung dieses Leitfadens. Dabei ergaben sich zwei unterschiedliche, für Praxis und Klinik aber gleichwichtige Anliegen, die zu erfüllen waren. Neben der Darstellung der Methodik und der Auswertung der allergischen Proben, die vor allem für die mit der speziellen Diagnostik beschäftigten Ärzte praktisch wichtig ist, wurde von vielen Ärzten, die die diagnostischen Verfahren selbst nicht ausführen wollen, Auskunft über die diagnostische Leistungsbreite oder den diagnostischen Aussagewert der einzelnen Proben und der Allergendiagnostik im ganzen gewünscht. Diese beiden ärztlichen Fragenkomplexe fanden gebührende Berücksichtigung, so daß Herausgeber und Mitarbeiter hoffen, allen Ärzten mit diesem Büchlein einen wirklichen „Leitfaden" für die Ausführung und zum Verständnis der Allergendiagnostik gegeben zu haben.

Herr Dr. med. h. c. G. HAUFF ermutigte uns, die praktisch wichtige Allergendiagnostik für sich in einem gesonderten Leitfaden abzuhandeln. Für diese Anregung und für seine uneingeschränkte Bereitwilligkeit zur Herausgabe dieses Büchleins sind wir ihm sehr dankbar. Für die umsichtige Unterstützung bei den Vorbereitungen und der Drucklegung danken wir den Mitarbeitern des Georg Thieme Verlages.

Pinneberg und   MAX WERNER
Köln im Herbst 1967   VIKTOR RUPPERT

Herausgeber

WERNER, M., Prof. Dr., Chefarzt der Medizinischen und Allergologischen Abteilung des Kreiskrankenhauses Pinneberg

RUPPERT, V., Dr., Facharzt für innere Krankheiten, Köln, Immermannstr. 26

Mitarbeiterverzeichnis

BRAUN, W., Prof. Dr., Leiter der Abteilung für Allergie und Berufskrankheiten der Haut, Universitäts-Hautklinik, Heidelberg

ERDMANN, G., Prof. Dr., Leitender Oberarzt an der Universitätskinderklinik, Mainz

FUCHS, E., Priv.-Doz. Dr. med. habil., Deutsche Klinik für Diagnostik, Sektion Allergologie, Wiesbaden

GOTTMANN-LÜCKERATH, I., Dr., Akademische Oberrätin, Universitäts-Hautklinik, Köln

GRONEMEYER, W., Prof. Dr., Deutsche Klinik für Diagnostik, Sektion Allergologie, Wiesbaden

MICHEL, H., Prof. Dr., Wissensch.-Rat an der Med. Klinik und Poliklinik, Klinikum Steglitz der Freien Universität, Berlin-Lichterfelde

SCHÖPF, E., Priv.-Doz. Dr., Oberarzt der Universitäts-Hautklinik, Heidelberg

STEIGLEDER, G. K., Prof. Dr., Direktor der Universitäts-Hautklinik, Köln

DE WECK, A., Prof. Dr., Leiter der Abteilung für Allergie und klinische Immunologie, Dermatologische Klinik, Inselspital, Bern/Schweiz

Inhaltsverzeichnis

Einführung in die Allergiediagnostik

Von M. WERNER

Allergie ist nicht Krankheit, sondern ein pathogenetisches Prinzip. Das Adjektiv „allergisch" gibt also die besondere Entstehung oder die spezielle Pathogenese eines Krankheitsbildes ohne Bezug auf den Charakter und den Verlauf seiner Manifestationen an; der krankheitseigenen Symptomatik wird dadurch die definierte Pathogenese zugeordnet. Damit stellen sich in der Klinik zwei unterschiedliche diagnostische Aufgaben. Die erste diagnostische Stufe besteht darin, aus den Angaben des Kranken, aus den Symptomen und den objektiven Befunden die meist organbezogene Krankheitsdiagnose als »Symptomdiagnose" zu stellen und sie nosologisch einzuordnen. Die zweite Aufgabe hat als zweite diagnostische Stufe mit Hilfe von allergologisch ausgerichteten Untersuchungsverfahren die spezielle allergische Entstehung (Pathogenese) und die stofflich bestimmte spezifische Auslösung (Ätiologie) des Krankheitsbildes zu ermitteln. Die vollständige klinische Diagnose der allergischen Krankheiten ergibt sich also erst aus der Verknüpfung der Symptomdiagnose mit der präzisen Feststellung der allergischen Pathogenese und Ätiologie. In Tab. 1 sind diese beiden Stufen am Diagnoseaufbau zweier klassischer allergischer Krankheitsbilder beispielhaft veranschaulicht.

Die Erhebung der Anamnese und der Befunde, die der Feststellung der „Symptomdiagnose" dient, wird nach den in Klinik und Praxis üblichen methodischen Verfahren vorgenommen; sie bedürfen deshalb hier keiner besonderen Erwähnung. Nur eine ganz präzisierte Symptomdiagnose, die sich auf subtil erhobene anamnestische Daten und detaillierte objektive Krankheitsbefunde stützt, gibt die Voraussetzung für weitergehende allergologische Diagnostikmaßnahmen ab. Es ist selbstverständlich, daß nur solche Krankheitsbilder der Klärung ihrer allergischen Ätiopathogenese bedürfen, die zum Formenkreis der allergischen Manifestationen zu rechnen sind. Zu ihnen gehören Symptome und Symptomkombinationen, die im Krankheitsablauf einen überwiegend hyperergischen Charakter tragen, wie z. B. Rhinopathia serosa oder Rhinopathia vasomotoria, asthmoide Bronchitis,

Asthma bronchiale, Urtikaria, akutes Quincke-Ödem, Migräne, rezidivierende Gastroenteropathien mit explosivem Erbrechen oder schleimigen Durchfällen, akute Exantheme und viele andere (Tab. 2), die in der Klinik als „klassische", wenn auch keineswegs obligat allergische Manifestationen gelten. Da sie im Symptomkomplex des allergischen oder anaphylaktischen Schocks mehr oder weniger in Erscheinung treten, sind sie als „Schockfragmente" anzunehmen. Daß Neoplasien, endokrine Erkrankungen, viele Herz- und Kreislaufstörungen sowie Infektionskrankheiten der allergischen Krankheitsgruppe nicht angehören, bedarf danach keiner ausdrücklichen Erwähnung.

Tabelle 1

Diagnoseaufbau bei allergischen Krankheiten

Erste Stufe

I. Befunde:	Hypersekretorische eosinophile Rhinitis, Konjunktivitis usw.	Überwiegend exspiratorische Dyspnoezustände mit diffusen spastischen Rasselgeräuschen, Expektoration eines glasigen, eosinophilen Sputums
II. Anamnestische Angaben:	In den Frühsommermonaten überwiegend bei trockenem Wetter und im Freien auftretend	Atemnotanfälle bei Bettruhe auftretend, nicht aber bei körperlicher Arbeit
III. „Symptomdiagnose":	„Sommerkatarrh"	Anfälle von Asthma bronchiale im Schlafzimmer

Zweite Stufe

IV. Pathogenese:	Nur bei expositionsgebundener Inhalation (s. Anamnese!), allergisch	Nur bei expositionsgebundener Inhalation (Schlafzimmer!), allergisch
V. Ätiologie:	Blüten-, Getreide-, Gräserpollen	Bettfedernstaub
VI. Vollständige klinische Diagnose:	Pollinosis, „Heuschnupfen"	„Bettasthma"

Nach Abklärung dieser mehr allgemeinen Voraussetzungen bestehen die weiteren diagnostischen Maßnahmen im Nachweis der allergischen Pathogenese und in der Feststellung der sensibilisierenden spezifischen Antikörper oder der stofflich bestimmten auslösenden Allergene (Ätiologie):

1. Feststellung von Kriterien, durch die die allergische Pathogenese nachzuweisen ist:

   — Erhebung der allergologisch ausgerichteten Familien- und Eigenanamnese,

   — detaillierte Angaben über eine individuelle Expositionsabhängigkeit und über entsprechende Expositionsmöglichkeiten („Expositionsbezüge"),

   — Eosinophilie des Blutes und der reagierenden Gewebeformationen oder ihrer Sekrete.

2. Nachweis der sensibilisierenden Antikörper:

   Dieser Nachweis ist mit hinreichender Sicherheit bislang nur durch klinische in-vivo-Methoden, die durch die verschiedenen Haut- oder Schleimhautproben repräsentiert werden, zu erbringen. Bei diesen Tests müssen Testort und Methodik dem Sensibilisierungsgrad sowie dem Sensibilisierungsmodus und der Invasionsart der pathogenen Allergene weitgehend angepaßt werden. Durch in-vitro-Methoden, wie z. B. Degranulation von Mastzellen im Shelley-Test und seine Varianten oder Leukozytolyse oder immunologische Verfahren wie Agglutination, Komplementbindung oder Immunelektrophorese oder quantitative Bestimmungen von Mediatorsubstanzen (Histamin u. a.) sind weder die exogenen Allergene unserer Umwelt wie Nahrungsmittel, Stäube usw. noch die effektiven allergischen Antikörper (Reagine) mit ausreichender Sicherheit nachzuweisen. Nachdem ISHIZAKA u. ISHIZAKA (1967) und JOHANSSON u. Mitarb. in jüngster Zeit die allergischen Antikörper oder Reagine als zur Immunglobulinklasse E (IgE) gehörig durch den Anti-IgE-Antikörper immunserologisch identifizieren konnten, sei wegen der Aktualität für die Klinik auf die Möglichkeit hingewiesen, die Gesamtkonzentration von IgE im Serum durch den Radio-Immunosorbent-Assay (RISA) und die absolute Menge der allergenspezifischen IgE durch den Radio-Allergo-Sorbent-Test (RAST) zu bestimmen. Da diese Bestimmungsmethoden von IgE recht schwierig und aufwendig sind, können sie bisher nur in wenigen Instituten und Spezialkliniken durchgeführt werden.

3. Nachweis der Pathogenität der sensibilisierenden Allergene durch

am Manifestationsorgan auszulösende Provokationsproben, die die Krankheitssymptomatik eindeutig objektivierbar reproduzieren.

Der Aussagewert der aufgeführten Untersuchungsmethoden ist diagnostisch unterschiedlich. Die detaillierten anamnestischen Erhebungen vermögen ebenso wie die Feststellung einer Eosinophilie nur einen Hinweis auf die allergische Pathogenese zu geben. Der positive Ausfall von Hautproben ist als ein Zeichen der spezifischen Sensibilisierung anzusehen, und die organgezielten Expositionen geben als Provokationsproben mit Sicherheit Auskunft über die allergische Manifestationsauslösung. Es hat also jede dieser Untersuchungsmethoden im Rahmen der ätiopathogenetischen Klärung eines in Frage stehenden Krankheitsbildes ihre bestimmte diagnostische Bedeutung.

Nachweis der allergischen Pathogenese

Allergologisch ausgerichtete Anamnese

Die übliche Krankenvorgeschichte ist in speziellen Punkten zu ergänzen, dabei ist zu bedenken, daß besonders diese Anamnese „ein Produkt aus ärztlicher Fähigkeit zum Fragen und dem Erinnerungsvermögen des Kranken" (BANDMANN) ist; sie kann also nicht frei von subjektiven Faktoren sein. Nur wenn sie mit größter Sorgfalt und ganz dezidiert erhoben wird, kann sie im Rahmen der allergologischen Diagnostik von erstrangiger Bedeutung sein und in sinnvoller Weise als Wegweiser für das weitere diagnostische Programm dienen:

— detaillierte Erhebungen über allergieverdächtige Symptome und Symptomgemeinschaften sind beim Kranken selbst wie auch in der Familie (im Sinne familiärer Disposition) anzustellen (Tab. 2),

— die Aufeinanderfolge dieser allergischen Manifestationen und ihr zeitlicher oder möglicherweise kausaler Zusammenhang mit nichtallergischen Krankheiten (Infektionen, Magen-Darm-Erkrankungen, Infekten der Atemwege usw.) sowie mit besonderen Behandlungsverfahren (z. B. intensiver Medikation, einseitiger Kost, Hyperalimentation oder auch Unterernährung usw.) sind anzugeben; nach den Vorboten der vordergründigen Symptomatik ist besonders zu fahnden,

— auch jene Krankheiten sind anamnestisch zu erfassen, die zwar nicht zu den klassischen allergischen gehören, für die aber eine ausgesprochene Bereitschaft zur Antikörperbildung, vornehmlich gegen bakterielle Antigene, angenommen wird; hierher gehören rheumatisches Fieber, akute Glomerulonephritis, Karditis, Chorea minor, Erythema nodosum, chronische Arthritis und „Muskelrheumatismus", periphere Neuritis, kapilläre Hautblutungen, Periarteriitis nodosa, Iritis, flüchtige Exantheme u. a.

Aus den Angaben dieser so erweiterten Anamnese ergeben sich Hinweise auf eine familiäre allergische Reaktivität, auf die anlagebedingte Neigung zu allergischen Manifestationen und auf mögliche Anlässe, die eine Sensibilisierung begünstigen. Diese Angaben gewinnen einen erheblichen Aussagewert auch bezüglich der Pathogenese der betreffenden Krankheit, sofern sie durch ihre Symptomatik, durch die Symptomentwicklung und den Ablauf „hyperergisch", also allergieverdächtig, ist.

Tabelle 2

Allergieverdächtige Manifestationen in der Anamnese

---

1. Rezidivierende Bindehautentzündungen

2. Niesanfälle mit Fließschnupfen

3. Heuschnupfen oder Sommerkatarrh

4. Wiederholte, infektunabhängige Bronchitiden, vornehmlich in der Jugend

5. Anfälle von Kurzluftigkeit oder von Asthma bronchiale

6. Sturzartiges Erbrechen im Säuglings- und Kleinkindesalter

7. Beschwerden von akuter Speisenunverträglichkeit oder von „Reizmagen" mit anfallsweisem Erbrechen bei leichter und reizloser Kost

8. Magengeschwüre

9. Kolikartige Bauchsensationen nach bestimmten Speisen

10. Anfälle von abrupten Durchfällen mit Schleim- oder Blutabgang

11. Nichtinfektiöse, afebrile Magen-Darm-Erkrankungen

12. Allgemeine Hinfälligkeit oder Kollapserscheinungen unmittelbar nach dem Essen

13. Milchschorf im Säuglings- und Kleinkindesalter

14. Anfallsweise auftretender Juckreiz

15. Nesselfieber, Urtikaria

16. Primelkrankheit

17. Hautausschläge nach Arzneimittelgebrauch

18. Anderweitige Hautausschläge

19. Vorübergehende umschriebene Schwellungen vor allem im Gesicht, aber auch an den Extremitäten

20. Flüchtige blasse Gelenkschwellungen mit Gelenksteife

21. Migräne

Erhebungen über Zusammenhänge zwischen Krankheitsmanifestationen und Allergenexposition (Expositionsbezüge)

Dezisive Beobachtungen der Kranken über Zeitpunkt und Ort der Krankheitsentstehung sowie präzise Angaben über Vorboten und Begleiterscheinungen der Krankheit vermitteln oft schon weitreichende Schlüsse bezüglich des Invasionsweges, der Herkunft und der Natur der auslösenden Allergene, z. B. ob Inhalations- oder Ingestions-, ob Kontakt- oder Injektionsstoffe, ob berufsabhängige oder hausgebundene Materialien von Bedeutung sind. Genauere Aufschlüsse über Auslösungsmöglichkeiten oder pathogene Allergene lassen sich dabei oft nur aus einer eingehenden und systematischen, meist erst wiederholten Befragung über die näheren Lebensumstände und Expositionsmöglichkeiten gewinnen. Diese detaillierte subtile Exploration ist eine diagnostische Aufgabe des untersuchenden Arztes, bei der zwar auf die persönlichen und individuellen Gegebenheiten des Kranken weitest einzugehen ist, für die es sich aber aus methodischen Gründen empfiehlt, einen darauf abgestellten Fragebogen zu verwenden. Der in Tab. 3 zusammengestellte Fragebogen kann als „Modell" gelten; ihm liegen die praktischen Erfahrungen unseres Arbeitskreises zugrunde (HANSEN 1957, GRONEMEYER 1961, WERNER 1967). In diesem Fragebogen sind mehr allgemein gehaltene Fragen, die sich auf den Symptomcharakter der betreffenden Krankheit, ihre Vorboten und Begleiterscheinungen beziehen, von den speziellen getrennt, die vornehmlich auf die möglichen Allergene, aber auch auf andere Auslösungsfaktoren eingehen. Aus Gründen einer besseren Übersicht hat sich eine weitere Unterteilung nach Inhalations- und Ingestionsallergien als zweckmäßig erwiesen.

Tabelle 3

Fragen zur Expositionsabhängigkeit

Allgemeine Gesichtspunkte:

1. Treten die Beschwerden anfallartig auf oder bestehen sie langdauernd?

2. Machen sich Vorboten bemerkbar (z. B. bei Asthma Juckreiz in Nase und Augen, Niesanfälle; bei Magen-Darm-Erscheinungen ungewohn-

tes Aufstoßen, erhebliche Flatulenz, Erbrechen, Durchfall; bei Hauterscheinungen Juckreiz, Erytheme, urtikarielles Exanthem u. a.)?

3. Stellen sich häufig oder sogar regelmäßig Begleiterscheinungen ein (z. B. Kopfschmerzen, Gelenkschmerzen, Leibschmerzen)?

Spezielle Auslösungsfaktoren:

4. Besteht eine Unverträglichkeit (welcher Art?) oder Abneigung gegen bestimmte Nahrungsmittel: Hühnerei (roh, gekocht, gebraten) oder andere Eierspeisen; Milch (roh, gekocht) oder Milchspeisen; Mehlspeisen; Fische; Fleischsorten; Krebse, Hummer, Muscheln; Obstsorten, Erdbeeren, Apfelsinen, Tomaten oder gegen andere Nahrungs- und Genußmittel?

5. Welche Kosmetika werden benutzt (genaue Markenangabe notwendig)?

6. Welche Medikamente werden gebraucht (nur gelegentlich Fieber- und Kopfschmerzmittel, Salben und Tinkturen oder fortgesetzt Abführmittel, Antidiabetika, Psychopharmaka u. a.)?

7. Sind Seruminjektionen gegeben worden (welche?) und wie sind sie vertragen worden? Andere Impfungen?

8. Lösen seelische Erregungen anfallartige Beschwerden aus oder führen diese zu Änderungen der Stimmungslage?

Bei Asthmatikern sind noch folgende Fragen zu stellen:

9. Ist Auswurf vorhanden, und wie ist seine Menge und Beschaffenheit (glasig, zäh, schleimig, eitrig)?

10. Ist das Asthma saisongebunden, tageszeitlich gebunden, orts- oder hausgebunden oder sogar raumgebunden?

11. Ist eine Abhängigkeit zu beobachten von Wetterbeschaffenheit, bestimmten Windrichtungen, Temperaturen, Klimaarten, Luftverunreinigungen durch bestimmte Staubarten oder bestimmten Gerüchen?

12. Wie ist die Lage und Beschaffenheit des Wohnhauses und der Wohnung; ist das Haus ganz- oder teilunterkellert? Ist es feucht, ist häuslicher Schimmel zu beobachten (z. B. Stockflecken an den Wänden)? Besteht „muffiger" Schimmelgeruch?

13. Welche Tiere werden im Haus gehalten?

14. Welche Pflanzen sind in Zimmern, welche Bäume und Sträucher unmittelbar am Haus, im Hausgarten oder als Rasenbepflanzungen vorhanden?

15. Finden Tierfelle oder Pelze Verwendung als Pelzmantel, Westen, Bettvorleger usw.?

16. Wie ist das Bett beschaffen und mit welchen Füllstoffen sind Matratzen, Unterlagen, Deckbett und Kopfkissen ausgestattet?

17. Wird oder wurde während der jetzigen oder einer früheren Berufstätigkeit das Asthma ausgelöst oder verschlimmert? Genaue Angaben über Tätigkeitsart und Arbeitsmaterialien sowie Arbeitsbedingungen sind notwendig.

Mit dieser gezielten und systematischen Befragung über den persönlichen und beruflichen Lebensraum erhält der erfahrene Arzt schon weitreichende Hinweise auf die pathogenen Allergengruppen, so z. B. auf Pollen oder Schimmelpilzsporen bei einer saisongebundenen Rhinopathia vasomotoria oder auf Bettinhaltstoffe (Federn-, Daunen-, Matratzeninhaltstäube) bei ausgesprochen nächtlichen Asthmaanfällen oder auf Berufsallergene bei dem während der Arbeit sich manifestierenden Bäcker-, Müller- oder Tischlerasthma usw. Manchmal ergeben sich ohne weiteres auch spezielle Einzelallergene, wie z. B. bei dem aktuellen Auftreten von Urtikaria, Quincke-Ödem, Migräne und Gastroenteropathie durch selten genossene Nahrungsmittel wie Erdbeeren, Fische, Krebse, Hühnerei und viele andere. Eine protrahierte Symptomatik, die sich oft bei der Allergie gegen ein „Grundnahrungsmittel" manifestiert, macht bei der Angabe häufigen oder täglich mehrfachen Milchgenusses die Annahme einer Milchallergie sehr wahrscheinlich. Aus einer so gezielten Erhebung ist auch die Auswahl der Stoffe oder Stoffgruppen abzuleiten, die für die Haut- oder weitere Provokationsproben anzuwenden sind; damit wird auch das Ausmaß, der Ablauf und die Reihenfolge des weiteren diagnostischen Programms bestimmt (GRONEMEYER 1961).

Erfahrene Allergologen vermögen schon aus den Angaben zur Anamnese und über die Expositionsabhängigkeit weitreichende pathogenetische und ätiologische Schlüsse zu ziehen; so fanden SCHWARTING u. GRONEMEYER (1959) durch die sinnvolle Auswertung dieser Angaben in etwa 80 % ihrer Fälle eine Übereinstimmung mit den weiteren diagnostischen Proben. Damit zeigen sich die Bedeutung und die nicht zu unterschätzende Schlüsselstellung dieser anamnestischen und expositionsbezogenen Befragung als Untersuchungsmethodik im Rahmen der praktischen Allergiediagnostik.

Bedeutung der Eosinophilie

Eine Bluteosinophilie, d. h. der Befund von mehr als 600 eosinophilen Leukozyten im mm³ Blut, kann als hinweisendes Kriterium für eine allergische Manifestation gelten. Dabei ist aber folgendes zu bedenken: Eine Eosinophilie im Blut ist als reaktiv anzusehen und, da die absolute Zahl eosinophiler Blutleukozyten von Angebot und Nachfrage abhängig ist, oft erheblichen Schwankungen unterworfen. Deshalb ist auch eine einmalige Bestimmung der Eosinophilen im Blut für eine diagnostische Aussage unzureichend, wie es gleichermaßen unzulässig ist, die Annahme oder den Ausschluß einer aktuellen allergischen Reaktion vom Nachweis oder Fehlen der Bluteosinophilie abhängig zu machen.

Nach Ausschluß anderweitiger Ursachen einer Eosinophilie, wie z. B. bei flüchtigen Lungeninfiltraten (Löffler-Syndrom), bei Parasitenbefall (Askariden, Trichinen, Echinokokken, Filarien u. a.), bei eosinophilem Leukämoid, in der Schluß- oder Heilphase von akuten Infektionen und als Resorptionseosinophilie sind nur während des Ablaufs einer allergieverdächtigen Manifestation wiederholt vorgenommene und zeitlich aufeinanderfolgende Bestimmungen diagnostisch auswertbar. Die in der Praxis oft vertretene Annahme also, daß eine einmalig festgestellte Eosinophilie des Blutes an sich schon zwangsläufig in Verbindung mit einer allergischen Manifestation steht, ist in dieser Allgemeingültigkeit keineswegs vertretbar. Der diagnostische Wert einer Bluteosinophilie ist darin zu sehen, daß sie als ein Indiz nur im Zusammenhang mit anderen Kriterien die Annahme einer allergischen Pathogenese eines Krankheitsbildes stützt.

Als beweiskräftigeres Indiz für die allergische Pathogenese hat die Eosinophilie eines zum Krankheitsbild gehörenden Exsudates zu gelten, wie z. B. die des Nasensekretes bei der Rhinopathie, des Bronchialsekretes beim Asthma bronchiale, des Darmschleimes bei der Colica mucosa und des Gelenkergusses bei der allergischen Arthritis. Dabei besteht kein obligater Zusammenhang zwischen Sekret- und Bluteosinophilie.

Am einfachsten werden homogene Sekrete und Höhlenergüsse ohne weitere Vorbehandlung, Schleim- oder Sputumflocken nach kurzem Waschen in physiologischer Kochsalzlösung auf einen Objektträger in dünner Schicht ausgestrichen; nachdem diese Ausstriche 24 Stunden lang in einem staubgeschützten Behältnis lufttrocken fixiert sind, werden sie wie Blutausstriche nach Pappenheim mit May-Grünwald- und anschließend mit Giemsa-Lösung gefärbt. Für die folgende zytologische Auswertung sollen nur in ihrer Form erhalten gebliebene eosinophile Zellen berücksichtigt werden. Eine Eosinophilie ist dann anzunehmen, wenn in zellreichen (entzündlichen) Exsudaten oder Sekreten mindestens 20 %, in zellarmen 30 bis 50 % Eosinophile oder aber wenn kleine Inseln eosinophiler Zellen festzustellen sind.

Die allergische Pathogenese kann durch den Befund einer Gewebeeosinophilie in bioptisch gewonnenen Exzisaten der reagierenden Organe gesichert werden. Da in der ärztlichen Praxis eine Biopsie im allgemeinen nur schwer möglich ist, bleibt diese Untersuchungsmethode bei entsprechender Fragestellung Spezialkliniken vorbehalten.

Zwischen der Untersuchung auf Blut- und Gewebeeosinophilie nimmt die Rebuck-Hautfenstermethode eine Zwischenstellung ein. Bei ihr wird ein mit dem Allergen beschicktes Deckglas mit der Schichtseite auf eine entsprechend große Exkoriationsstelle der Epidermis gelegt; nach jeweils zweistündiger Auflagedauer werden die auf das Deckglas gewanderten Zellen nach Anfärben differenziert und gezählt. Während auf Kontrollpräparaten die Zahl der eosinophilen Zellen höchstens 1 % aller Zellen ausmacht, betragen die Eosinophilen bei Allergikern, denen das pathogene Allergen auf dem Deckglas appliziert wurde, zwischen 10 und 60 % (WEHNERT).

Literatur

Bandmann, H.-J., W. Dohn: Die Epicutantestung. Bergmann, München 1967

Gronemeyer, W.: Diagnostische Methoden bei allergischen Krankheiten. Arch. klin. exp. Derm. 213 (1961) 381

Gross, R.: Einige Gesichtspunkte für die Bewertung einer Eosinophilie oder einer Eosinopenie. Dtsch. med. Wschr. 82 (1957) 507

Hansen, K.: Allergie. 3. Aufl. Thieme, Stuttgart 1957

Ishizaka, K., T. Ishizaka: Identification of gamma-E-antibodies as a carrier of reagine activity. J. Immunol. 99 (1967) 1187

Ishizaka, K., T. Ishizaka, S. G. O. Johansson, H. Bennich: Biologic activities of aggregated Immunglobulin E. J. Immunol. 104 (1970) 854

Johansson, S. G. O., H. Bennich, T. Berg, C. Högmann: Some factors influencing the serum IgE levels on atopic diseases. Clin. exp. Immunol. 6 (1970) 43

Schwarting, H. H., W. Gronemeyer: Die Bedeutung der Anamnese für die Diagnostik exogen-allergischer Erkrankungen. Landarzt 35 (1959) 224

Wehnert, W.: Cytologische Untersuchungen über die Zusammensetzung des entzündlichen Exsudates bei Allergikern mit der Rebuckschen Hautfenstermethode. Inaug.-Diss. Kiel 1967

Werner, M.: Klinische Diagnostik bei allergischen Krankheiten. In: Lehrbuch der klinischen Allergie, hrsg. von K. Hansen, M. Werner. Thieme, Stuttgart 1967

Werner, M.: Grundzüge der klinischen Allergiediagnostik. In: Innere Medizin in Klinik und Praxis, Bd. 3, hrsg. von H. Hornbostel, W. Kaufmann, W. Siegenthaler, Thieme, Stuttgart 1973

Intrakutaner Allergentest (Intrakutanprobe)

Von W. Gronemeyer

Die Auslösung einer örtlich begrenzten allergischen Hautreaktion zum Nachweis einer kutanvaskulären Sensibilisierung verdankt die Medizin dem englischen Arzt Charles H. Blackley. In seiner im Jahre 1873 erschienenen Monographie über den „Catarrhus aestivus" oder das sog. „hayfever or hayasthma" beschreibt Blackley, der selbst stark unter Heufieber litt, nicht nur die verschiedenen Provokationsproben mit Pollen am Reaktionsorgan (Auge, Nase, Kehlkopf, Trachea, Bronchien), sondern auch einen „Hauttest". Nach Skarifikation der Haut („wie bei der Vakzination") und nachfolgendem Betupfen mit Pollen beobachtete Blackley bei sich und einer Reihe von Patienten an der Haut des Unterarmes und des Schienbeines eine örtlich begrenzte Schwellung mit umgebendem Erythem, die sich bis zu einem Durchmesser von $6^{1}/_{2} \times 3^{1}/_{2}$ cm steigerte und von heftigem Juckreiz begleitet war. Allerdings ihre Einordnung und Deutung als ein Teilphänomen des anaphylaktischen Schockablaufes waren Blackley noch nicht möglich, auch nicht die heute gültige Interpretation der urtikariellen Reaktion als Ausdruck eines durch Reagine (Immunglobulin E) vermittelten allergischen Reaktionstypus, der sog. „allergischen Sofortreaktion" (Typ I nach Coombs u. Gell). Nichtsdestoweniger darf Blackley sowohl als der eigentliche Entdecker der Provokationsproben als auch der Hautproben mit Allergenen bzw. Allergenextrakten gelten. Beide Verfahren — wenn auch in verschiedenen methodischen Abwandlungen — gelten auch heute noch als das Fundament unserer derzeitigen klinischen Allergiediagnostik. Ihre Ausführung wie auch ihre Bewertung und Beurteilung sind allerdings einem ständigen Wechsel und Wandel unterworfen und auch jetzt noch keineswegs einheitlich. So werden in der Allergiediagnostik heutzutage nur noch relativ selten die Allergene im Nativzustand zur Auslösung der urtikariellen Sofortreaktion angewendet (s. Reibtest), sondern man bedient sich hierzu wäßriger Lösungen oder verschiedenartiger Extrakte des allergenen Ausgangsmaterials.

Allergenextrakte

Zur Herstellung von Allergenextrakten werden verschiedene Extraktionsflüssigkeiten benutzt, ohne daß hierdurch die Potenz der Extrakte meßbar oder klinisch bedeutungsvoll variiert. Als Extraktionsflüssigkeiten dienen: 12%iger Alkohol (nach Frugoni), K-Na-phosphatgepufferte NaCl-Lösung (nach Evans), bikarbonatgepufferte NaCl-Lösung mit oder ohne Glyzerinzusatz (nach Coca), Glyzerin-NaCl-Lösung (nach Stier), bikarbonatgepufferte Dextroselösung (nach Unger) sowie eine Reihe weiterer Extraktionsflüssigkeiten. Zur Konservierung werden den Extrakten meist 0,4 % Phenol oder Merthiolat (Na-Äthylmerkurithiosalizylat) 1:10 000 oder auch 2 Tropfen Metakresol auf 100 ml der Extraktionsflüssigkeit zugesetzt.

Wir selbst benutzen seit vielen Jahren für fast alle Ausgangssubstanzen den Frugoni-Extrakt, der nach folgendem Prinzip zubereitet wird:

Nach vorheriger Säuberung und Entfettung (Waschen mit Äther — soweit erforderlich) sowie Zerkleinerung des Extraktionsgutes (Zerschneiden, Zermahlen) wird 1 Gewichtsteil der Ausgangssubstanz mit 9 Teilen Extraktionsflüssigkeit für 48 Stunden im Kühlschrank extrahiert. Danach wird die überstehende Flüssigkeit zunächst durch Filterpapier grob, dann durch den Sartorius-Bakterienfilter fein filtriert. Nach Zusatz von 2 Tropfen Metakresol auf 100 ml des Filtrates gelten die so gewonnenen Extrakte als Stammlösung, die zur intrakutanen Testung in der Regel auf 1:100 je nach Sensibilisierungsgrad — höher zu verdünnen sind.

Ein noch ungelöstes Problem ist die exakte Standardisierung der Allergenextrakte. Ausgehend von der Standardisierung der Pollenextrakte, die auf dem Verhältnis des Pollengewichtes zum Volumen der Extraktionsflüssigkeit beruht (sog. Noon-Einheiten), sind als weitere Eichmethoden die Bestimmung des Eiweißstickstoffgehaltes der Extrakte (Protein-Nitrogen-Unit = PNU) wie auch die Bestimmung des Gesamtstickstoffgehaltes gebräuchlich. Aus verschiedenen Gründen haften allen Eichmethoden mehr oder weniger große Mängel an, so daß in Zweifelsfällen, insbesondere bei unbekannten und neuartigen Allergenen, auf die biologische Standardisierung, d. h. die vergleichende Hauttestung an bekannten Allergikern bzw. die Prüfung der individuellen Empfindlichkeit mit Hilfe der Hauttitration (s. S. 107) nicht verzichtet werden kann.

Die erwähnten Standardeinheiten der industriellen Extrakte stehen etwa in folgender Relation zueinander:

1 *Eiweißstickstoffeinheit* (PNU, auch Cooke-Einheit genannt)

= 2 *Noon-Einheiten* (Gewicht-Volumen-Verhältnis = W[eight]/V[olume]-Standardisation)

= 2,6 *Gesamtstickstoffeinheiten.*

In bezug auf weitere Einzelheiten verweise ich auf die Literatur, möchte jedoch abschließend betonen, daß bei Einhaltung der methodischen Vorschriften die selbst hergestellten Extrakte den Handelspräparaten gegenüber gleichwertig sind. In Deutschland sind zur Zeit Allergenextrakte bzw. „Testbestecke" folgender Firmen gebräuchlich:

Abelló (Departamento de Alergia) Fábrica de Productos Quimicos y Farmacéuticos Madrid, Viñaroz 15
Deutsche Vertretung:
Allergopharma, 2057 Reinbek/Hamburg, Völkers Park 10, Postfach 1106, Telefon 040/7223024

Bencard-Allergy Unit, Beecham Research Laboratories Ltd., Brentford-Middlesex
Deutsche Vertretung:
Beecham Pharma GmbH, 6500 Mainz-Weisenau, Heiligkreuzweg 110, Telefon 06131/52441

Südmedica GmbH
8 München 25, Ehrwalder Straße 21
(Vertrieb der Extrakte des sächsischen Serumwerks Dresden).

Intrakutanprobe

Technik und Ausführung

Nach kurzer Säuberung der Haut mit einem äthergetränkten Wattebausch (notfalls mit Wasser und Seife) werden mittels einer Tuberkulinspritze, die mit einer kurz angeschliffenen Kanüle der Stärke Nr. 18 oder 20 ausgerüstet ist, 0,05 bis maximal 0,07 ml des betreffenden Allergenextraktes (sowohl Gruppen- wie Einzelextrakt) streng intrakutan injiziert. Dabei ist die Wahl des Injektionsortes, Palmarseite des Unterarmes bzw. die Rückenhaut, von der Anzahl der zu prüfenden Extrakte abhängig. Je nach diagnostischer Zielsetzung kann man sich von vornherein damit begnügen, durch die Anwendung von Einzelextrakten ausschließlich die anamnestisch verdächtigen Allergene zu prüfen („Bestätigungstest"), wofür das Hautareal des Unterarmes meist ausreicht. In den meisten Fällen jedoch handelt es sich bei der Anstellung der Intrakutanprobe um eine Suchdiagnostik, wobei es darauf ankommt, durch die Benutzung von Gruppenextrakten in einer einzigen Sitzung ein möglichst breites Allergenspektrum zu erfassen

(„Suchtest"). Daher sind in einem Mischextrakt verschiedene Gruppen von Allergenen zusammengefaßt, z. B. Tierhaare, Federn, Baumpollen, Sträucherpollen, Schimmelpilzsporen verschiedener Gattungen usw. Eine Suchdiagnostik mit Gruppenextrakten, die die häufigsten exogenen Allergene umfaßt, ist die „Große Allergenprobe" nach HANSEN, die aus Platzgründen stets an der Rückenhaut durchgeführt wird und etwa 25 bis 30 Injektionen (Abb. 1) umfaßt. Selbstverständlich muß für jeden Extrakt eine eigene Spritze verwendet werden. Auch ist es zweckmäßig, aus Zeitgründen und zur Materialersparnis mehrere Patienten in *einem* Untersuchungsgang zusammenzufassen oder nacheinander zu testen. Wegen der unbedingt erforderlichen Infektpro-

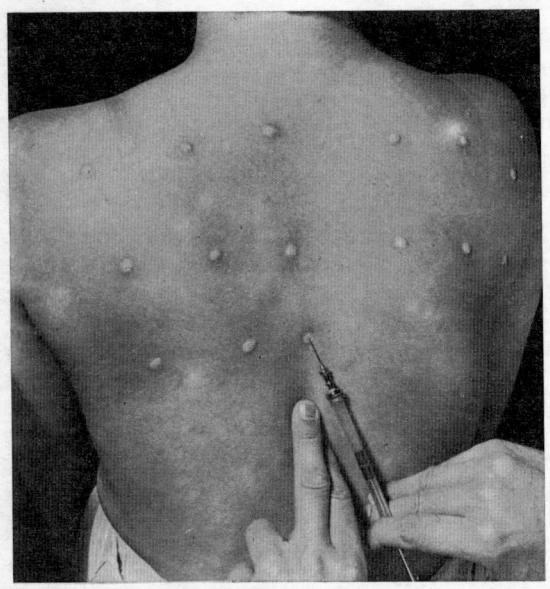

Abb. 1   Anlegen der „Große Allergenprobe" an der Rückenhaut nach Hansen (aus K. Hansen: Allergie, 3. Aufl., Thieme, Stgt. 1957)

phylaxe müssen die Injektionsnadeln für jeden Patienten gewechselt werden. — Die Anordnung der Injektionen erfolgt zweckmäßigerweise in Sechserreihen, jeweils im Abstand von etwa 5 cm, wobei im Bereich beiderseits der Wirbelsäule wegen einer gesteigerten Reaktionsfreudigkeit der Haut ein handbreites Areal auszusparen ist. Außer den Allergenextrakten wird bei jeder Intrakutantestung zur Beurteilung der individuellen Hautreagibilität am Schluß der Testreihen eine analoge Menge von 0,9%iger NaCl-Lösung („Nullreaktion") sowie einer Histaminlösung 1:10 000 („Maximalreaktion") injiziert (Abb. 2). In-

nerhalb der Null- und Maximalquaddel wird die erzielte Reaktions-
antwort ausgewertet.

Die praktische Durchführung der „Großen Allergenprobe" mit einer
Vielzahl von Injektionen bedarf einiger Übung und Erfahrung und
muß erlernt werden. Gute Untersucher benötigen für die 25 bis 30
Injektionen etwa 2, höchstfalls 3 Minuten. — Ist mit einem oder
mehreren der geprüften Gruppenextrakte ein positiver Reaktionsausfall erzielt worden, so wird in einer zweiten Sitzung — meist am dar-
auffolgenden Tage — die sog. „Aufsplitterung" mit den der Gruppe
angehörigen Einzelextrakten vorgenommen.

Extraktkonzentration — Gruppen- oder Einzelextrakte

Was die Konzentration der zu prüfenden Allergenextrakte anbetrifft,
so entspricht diese einem in der Regel anzutreffenden durchschnitt-
lichen Sensibilisierungsgrad, d. h. bei Standardisierung nach Noon-
bzw. W./V.-Einheiten einer Verdünnung von 1:100 des sog. Stammextraktes. Verrät jedoch die Anamnese einen besonders hohen Sensibilisierungsgrad, z. B. Fischgeruch- oder Pferdegeruch-Asthmaanfall
oder handelt es sich um neuartige, meist gewerbliche Arbeitsstoffe
oder industrielle Produkte, oder um anamnestische Hinweise auf
solche Allergene, bei denen erfahrungsgemäß ein hoher Sensibilisierungsgrad häufig anzutreffen ist (z. B. Nüsse, Antibiotika, diverse
Pflanzensamen, Ei, Fisch u. a.), so ist es in jedem Falle ratsam, diese
Allergene nicht in der „Standardverdünnung" zu benutzen, sondern
sich zunächst mit höheren Verdünnungen (1:10 000 — 1:100 000) langsam an die Reaktionsschwelle heranzutesten, um überschießende Lokalreaktionen oder unter Umständen Allgemeinreaktionen zu vermeiden. Entsprechende Verdünnungen lassen sich relativ einfach in
der Spritze durch aufziehen von 1 Teil Allergenextrakt und 9 Teilen
physiologischer NaCl-Lösung in beliebigen Potenzen herstellen. Auch
ist es unter Umständen empfehlenswert, die Prüfung mit derartig verdächtigen Allergenen am Arm vorzunehmen und nicht an der Rückenhaut, um bei gesteigerter Lokalreaktion durch Abschnürbinde sowie
Um- und Unterspritzung mit Adrenalin eine weitere brüske Allergenresorption zu vermeiden (s. auch S. 91 f.). — Bei Berücksichtigung einer
subtil erhobenen Anamnese allerdings sowie erforderlichenfalls bei
Anwendung entsprechender Extraktverdünnungen und zudem bei
sachgemäßer technischer Durchführung (streng intrakutan!) ist bei
der Intrakutanprobe eine ausreichende Sicherung gegen unerwünschte
Nebenwirkungen gegeben. Aus dem gleichen Grunde ist es selbstverständlich, daß die Durchführung der intrakutanen Allergiediagnostik

nicht dem Hilfspersonal überlassen werden darf (wie leider mancherorts üblich), während sich der Arzt lediglich die Auswertung des Reaktionserfolges vorbehält.

Von grundsätzlicher Bedeutung ist die Frage der Verwendung von Gruppen- oder Einzelextrakten, die eine geteilte Beurteilung erfährt. Dem Bestreben, bei der Suchdiagnostik mit Gruppenextrakten eine möglichst große Anzahl von Einzelallergenen mit relativ geringen Injektionsserien zu überprüfen, steht die Ansicht gegenüber, im allgemeinen nur die anamnestisch erfaßbaren Einzelallergene zu testen, begründet durch den Einwand, daß die Anwendung von Gruppenextrakten bisweilen zu „unspezifischen Reaktionen" führt. Dies ist in der Tat der Fall und beruht — wie wir haben nachweisen können — wohl in erster Linie auf einem „Summationseffekt" unterschwelliger Allergene. Bei einer summarischen Auswertung von mehreren Hundert positiven Reaktionen auf Gruppenextrakte zeigte sich, daß bei der „Aufsplitterung" in nur etwa 50 bis 60 % positive Reaktionen auf einen oder zwei der Gruppe angehörige Einzelextrakte erfolgten. Umgekehrt wurde bei einer „Aufsplitterung" von fraglich oder nur schwach positiven Gruppenreaktionen in etwa 20 % eine deutliche positive Hautreaktion auf einen der Gruppe zugehörigen Einzelextrakt erzielt. Diese Ungenauigkeit und Fehlerquelle liegt darin begründet, daß die in einer Gruppe zusammengefaßten Einzelextraktlösungen sich im Verhältnis ihrer Anzahl im Gruppenextrakt gegenseitig verdünnen, und zudem die injizierte Menge des Einzelextraktes anteilmäßig reduziert wird. Wir selbst verfahren daher in der Frage ob Gruppen- oder Einzelextrakt „sowohl als auch", indem wir anamnestisch verdächtige Allergene bei negativer Reaktion auf einen entsprechenden Gruppenextrakt jeweils mit dem in Frage kommenden Einzelextrakt nachprüfen. Da die Anamnese, insbesondere beim Bronchiolenasthma, fehlleiten kann durch die gleichzeitige Wirksamkeit mehrerer Allergene, die sich durch örtliche, zeitliche und räumliche Exposition überlagern und sich so der Selbstkontrolle entziehen, halten wir grundsätzlich und routinemäßig an der Suchdiagnostik mit Gruppenextrakten fest.

Auswertung des Reaktionserfolges

Liegt eine Sensibilisierung, d. h. spezifische Antikörperbildung gegen das oder die vermuteten Allergene vor, so kommt es zur Ausbildung einer sog. urtikariellen Sofortreaktion („Frühreaktion"), die nach etwa 20 bis 30 Minuten ihr Reaktionsmaximum erreicht. Sie ist gekennzeichnet durch eine zentrale, teigig-erhabene, manchmal in Pseudopodien auslaufende Quaddel von blaßrosa Farbe, umgeben von einem breitflächigen, oft unscharf begrenzten, roten Hof (Lewis-Trias,

| Datum: | Uhrzeit: | Name: | Alter: |

Allergenextrakt	Intrakutan Rötung: 1 schwach 2 mittel 3 stark — Quaddel: 4 schwach 5 mittel 6 stark — Sofortreaktion (20 Minuten)						6 Std. Reaktion	24 Std. Reaktion	Anamnestischer Bezug	Inhalative Provokation Inhalat-konzentration			Alupent
	10^{-1}	10^{-2}	10^{-3}	10^{-4}	10^{-5}	10^{-6}					max.	min.	
1. Tierhaare I		·											
2. Tierhaare II		·											
3. Hanf		·											
4. Kapok		·											
5. Baumwolle		·											
6. Federn		·											
7. Hausschwamm			·										
8. Mischschimmel I		·											
9. Mischschimmel II		·											
10. Hausstaub (A)		·											
11. Hausstaub (B)		·											
12. Hausstaubmilbe		·											
13. Baumpollen früh (I)		·											
14. Baumpollen mittel (II)		·											
15. Graspollen früh (III)		·	(·)										
16. Graspollen mittel (IV)		·	(·)										
17. diverse Pollen spät (V)		·											
18. Roggenpollen		·	(·)										
19. Mehlmischextrakt		·											
20. Kleiemischextrakt			·										
21. Fisch			·	(·)									
22. Milch		·											
23. Ei		·	(·)										
24. Zwiebel		·											
25. Trichophytin		·											
26. Katarrherreger													
27.													
28.													
29.													
30.													
NaCl 0,9%													
Histamin 1 : 10 000			·										

Abb. 2 Intrakutantest (Testbogen)

Abb. 3). Die „Ablesung" wird in den Testbogen (Abb. 2) eingetragen unter Berücksichtigung der Null- und Maximalreaktion (S. 14), wobei als Hauptkriterium die Größe der Quaddel mit +, ++, +++ oder sogar ++++ ausgewertet und registriert wird. Anschaulicher hat sich uns nach dem Vorschlag von HANSEN eine Auswertung bewährt, bei der die Ausprägungsstärke des Erythems mit 1, 2, 3 und die der Quaddel mit 4, 5, 6 angegeben werden (Abb. 2). Demnach bedeutet eine $1/4$-Reaktion, daß nur eine mäßig ausgebildete Quaddel mit schwach ausgeprägtem umgebenden Erythem erzielt wurde, hingegen eine $3/6$-

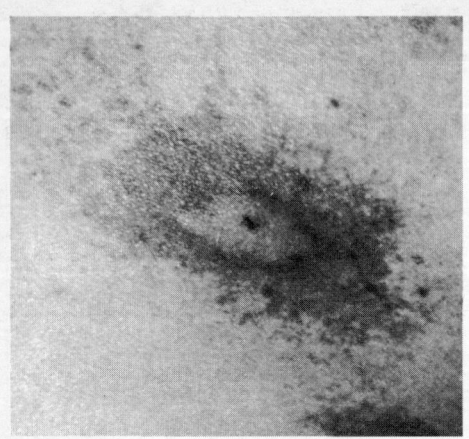

Abb. 3   Intrakutane Frühreaktion nach 20 Minuten
(aus K. Hansen, M. Wer-
ner: Lehrbuch der klini-
schen Allergie, Thieme,
Stgt. 1967)

Reaktion, daß eine ausgedehnte Quaddelbildung, mit breitem umgebenden Erythemhof vorliegt. Eine $^1/_5$- bzw. $^1/_6$-Reaktion bedeutet:
ausgedehnte Quaddelbildung mit nur schwachem Erythem — ein
Reaktionsbild, wie es bei der manifesten als auch der latenten konstitutionellen Neurodermitis anzutreffen ist. Umgekehrt bedeutet eine
$^3/_4$-Reaktion starke Ausprägung des Erythems bei nur mäßiger oder
schwacher Quaddelbildung — häufig Ausdruck eines mechanischen
Reizeffektes, insbesondere bei gleichzeitig positiver Nullreaktion mit
NaCl (Urticaria factitia). — Unter Berücksichtigung einer normalen
Hautreagibilität (NaCl negativ, Histamin $^3/_6$) darf eine Hautreaktion
dann als eindeutig positiv (++ bzw. $^2/_5$) gelten, wenn der Durchmesser der Quaddel mindestens 10 bis 12 mm und das Erythem 20 bis 25
mm im größten Durchmesser betragen (Abb. 4). — Umgekehrt schließen bei fehlender Histaminreaktion (relativ selten) auch die übrigen
negativen Reaktionen eine Sensibilisierung nicht aus und sind als
„falsch negativ" zu bewerten. — Die richtige Auswertung und Ablesung von Testergebnissen, vor allen Dingen für eine vergleichbare
Bewertung verschiedener Untersucher (z. B. in Gutachten) setzt
Übung und Erfahrung voraus.

Im allgemeinen sind die Testreaktionen spätestens nach 1 bis 2 Stunden völlig abgeklungen. Nicht selten tritt sowohl bei negativer Primärreaktion (nach 20 Minuten) oder nach vorübergehendem Abblas-
sen der Primärreaktion erneut ein entzündlich gerötetes, teigiges
Ödem an der Injektionsstelle auf, das seinen Höhepunkt nach etwa
6 bis 8 Stunden erreicht. Dieser „halbverzögerte" Reaktionstyp ist ebenfalls den Sofortreaktionen zuzuordnen. Der immunologische Grund-

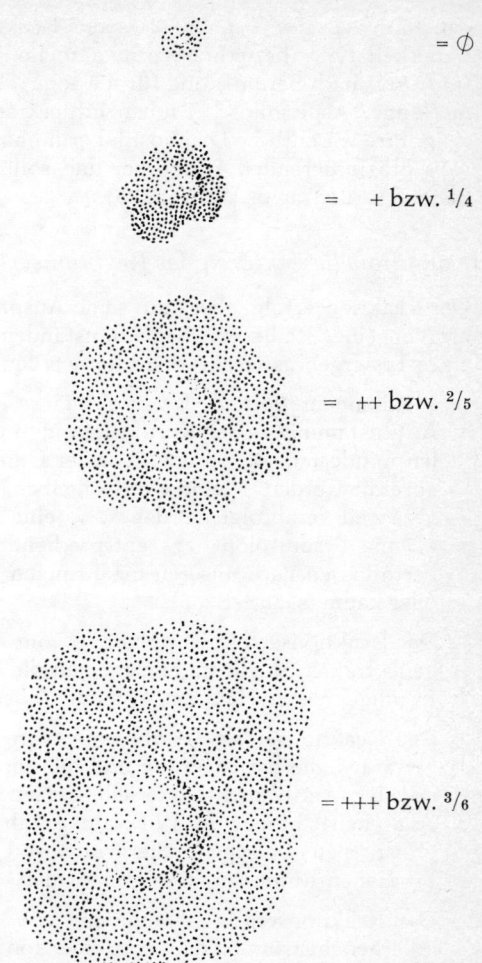

= ∅

= + bzw. $^1/_4$

= ++ bzw. $^2/_5$

= +++ bzw. $^3/_6$

Abb. 4 Auswertung des Reaktionserfolges (schematische Darstellung in Originalgröße)

vorgang beruht jedoch nicht auf der Anwesenheit von Reaginen (IgE), sondern auf der Intervention präzipitierender Antikörper (IgG, IgM) und wird nach COOMBS u. GELL als sog. Typ III — Arthus — vom Reagintyp I abgegrenzt. — Während die urtikarielle Sofortreaktion vom Typ I (Reagintyp) ausschließlich der ätiopathogenetischen Abklärung der ihm zugehörigen Krankheitsbilder (Asthma, Rhinitis, Konjunktivitis, Urtikaria, akute Gastroenteropathie u. a.) dient, ist der Nachweis des Typ III — Arthus-Reaktion —, auch als „Serumkrankheitstyp" bezeichnet, für arzneimittelallergische Reaktionen (nicht nur nach Serum!) und für die sog. „allergische Alveolitis" (Farmerlunge, Aspergillose, Taubenzüchterkrankheit u. a.) von Bedeutung. Ihre wesentliche Diagnostik beruht auf dem serologischen Nachweis präzipitierender Antikörper und soll daher hier außer Betracht bleiben (s. Beitrag DE WECK, S. 75).

Konditionelle Faktoren des Reaktionserfolges

Der Reaktionserfolg, aber auch seine Ausprägungsstärke sind abhängig von einer Reihe von Begleitumständen, die bei der Auswertung eines Testergebnisses berücksichtigt werden müssen:

— Medikamente, die die Reaktionsstärke beeinflussen können (z. B. Antihistaminika oder Kortikosteroide in höherer Dosierung), sollen mindestens 48 Stunden vor der Untersuchung nicht mehr verabreicht werden. Kleine Kortisongaben, auch wenn sie schon längere Zeit verabfolgt wurden, etwa eine Erhaltungsdosis von 5 bis 7,5 mg Prednisolon bzw. entsprechende andere Kortisonderivate beeinflussen nach unseren Erfahrungen den Reaktionserfolg nicht oder kaum (s. auch S. 65).

— Der Reaktionserfolg ist abhängig vom Applikationsort der Allergenextrakte. So gilt im allgemeinen die Rückenhaut als reaktionsfreudiger als die Haut am Arm oder Oberschenkel.

— Der Reaktionserfolg ist abhängig von der Potenz des Allergenextraktes, die bei Lagerung und mit zunehmendem Alter Einbuße erleidet. Auch durch bakterielle Zersetzung des Extraktes (trübes Aussehen!) nimmt die Wirksamkeit ab. Die Haltbarkeit der diagnostischen wäßrigen Allergenextrakte, insbesondere bei angebrochenen Ampullen, beträgt maximal 3 bis 4 Monate.

— Der Reaktionserfolg ist abhängig von der Art des „natürlichen" Allergeneinstromes, d. h. ob eine kontinuierliche oder diskontinuierliche Exposition besteht. So fallen z. B. bei einem Pollenallergiker während oder am Ende der Heufiebersaison von Juni bis August die Reaktionen infolge des stimulierten IgE-Spiegels wesentlich stärker aus als nach längerer pollenfreier, symptomarmer Zeit, etwa im Februar/März.

— Der Reaktionserfolg ist abhängig von den örtlichen, den allgemeinen sowie den individualtypischen Durchblutungsverhältnissen im Bereich des reagierenden Hautareals (Abkühlung, Erwärmung, latente oder manifeste Neurodermitis, periphere Kreislaufregulationsstörungen usw.) (s. auch „Pricktest").

— Der Reaktionserfolg ist abhängig vom Lebensalter und von der Erkrankungsdauer des Patienten, unter Umständen auch von einer vorausgegangenen spezifischen Desensibilisierung.

— Der Reaktionserfolg ist abhängig von der Natur des geprüften Allergens (Eiweißkörper, Hapten, Sekundärallergen usw.).

— Der Reaktionserfolg ist abhängig von der sorgfältigen und gewissenhaften Pflege des Instrumentariums (Restbestände von Allergenlösungen, Desinfektionsmitteln usw.).

Modifikationen der Intrakutanprobe

Um das Resultat des Testergebnisses bei manchen Allergenen (Haptenen), insbesondere Arzneimitteln und anderen nicht proteinogenen Substanzen günstiger zu gestalten, hat die Intrakutanprobe eine Reihe von Modifikationen erfahren, deren Durchführung allerdings vorwiegend Kliniken und Spezialinstituten vorbehalten ist. Sie sollen daher hier nur aufgeführt werden, ohne auf ihre praktische Durchführung näher einzugehen:

Die Intrakutanprobe mit einem an Eiweiß konjugierten Allergen durch Herstellung eines Eigenserum-Allergen-Gemisches (Schienung in vitro); die Serumschienung in vivo nach Leftwich, wobei nach vorheriger Allergenzufuhr das Serum einer Normalperson am Allergiker geprüft wird und die Methode nach Kenedy, ebenfalls eine Serumschienung in vivo, wobei nach dem Modell der inversen Prausnitz-Küstner-Versuchsanordnung eine Normalperson nach vorheriger Ingestion des Allergens mit dem antikörperhaltigen Serum des Patienten getestet wird, gehören zu den Modifikationen der Intrakutanprobe. Besonders die Serumschienung in vivo gestattet in geeigneten Fällen eine Sensibilisierung gegen Sekundärallergene und Arzneimittelmetaboliten nachzuweisen.

Als technische Varianten der Intrakutanprobe können der Scratchtest, der Skarifikationstest und der Stich- oder Pricktest gelten. Der Skarifikationstest und insbesondere der Scratchtest sind weitgehend verlassen, da sie zu unempfindlich sind, und die zugeführte Allergenmenge nicht dosierbar ist. Nur in Sonderfällen bei hohem Sensibilisierungsgrad finden sie als Sicherheitsmaßnahme und Probe vor Anstellung der Intrakutanprobe noch Anwendung. Hingegen ist der vorwiegend ebenfalls zur „Sicherung" von GRONEMEYER u. DEBELIĆ (1967) angegebene „Reibtest" wegen seiner Einfachheit gegenüber den erwähnten Proben vorteilhafter. Er gestattet eine bessere Beurteilung des Reaktionserfolges und bedarf zudem weder eines Testbesteckes noch eines Allergenextraktes. Beim Reibtest wird mit dem

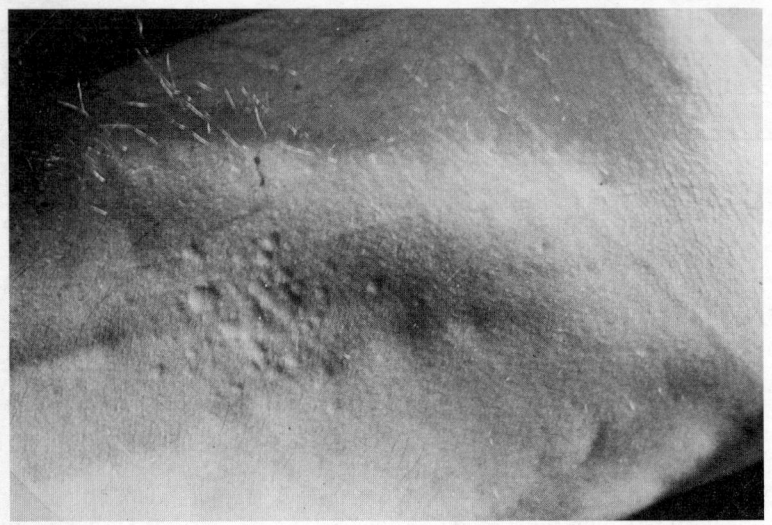

Abb. 5 Reibtest mit Rattenhaaren (nativ), Reaktion nach 20 Minuten (Pharmakologe mit Rattenhaarasthma)

nativen Allergen (Tierhaare, Eiklar, Fisch, Nativpollen, Staub exotischer Hölzer u. a.) die Haut an der Palmarseite des Unterarmes 8- bis 10mal kräftig gerieben. Nach 2 bis 3 Minuten entwickeln sich stecknadelkopfgroße, urtikarielle Effloreszenzen, die zunächst infolge „transfollikulärer Allergenresorption" um die Haarpori lokalisiert sind, innerhalb von 20 Minuten zu großpapulösen Quaddeln anschwellen und je nach Reaktionsausfall unter Umständen in großflächigen Plaques miteinander konfluieren (Abb. 5). Der Reibtest fällt allerdings nur bei hohem Sensibilisierungsgrad positiv aus und zeigt stets eine „aktuelle" Sensibilisierung an. Jedoch ersetzt er bei negativem Reaktionsausfall die erforderliche Intrakutandiagnostik keinesfalls, bietet aber nach unseren Erfahrungen eine ausreichende Sicherung gegen unerwünschte Nebenreaktionen. — In bezug auf die Vor- und Nachteile des sog. Pricktests s. Beitrag RUPPERT, S. 33 f.

Was die Empfindlichkeit der verschiedenen technischen Varianten der Intrakutanproben anbetrifft, so darf der Intrakutantest als etwa 100mal empfindlicher gelten als der Scratchtest. Zwischen beiden etwa liegt die Empfindlichkeit des Pricktests. Auf eine Diskussion der Vor- und Nachteile sowie die in einer umfangreichen Literatur gegebene divergierende Beurteilung von Prick- und Intrakutantest soll hier verzichtet werden. Vielmehr möchte ich in dieser Frage grundsätzlich den Standpunkt von WALZER (1955) teilen, dem viele bekannte und erfahrene Allergologen beipflichten: „Jede Technik ist so gut wie der Untersucher sie anwendet; ihr diagnostischer Wert beruht vielmehr auf der Fähigkeit des Arztes, seine Ergebnisse richtig zu interpretieren, als auf der Hervorbringung positiver Hautreaktionen."

Literatur

v. d. Bijl, W. J. F.: Studies on the technique of skin testing in allergy. Stenfert Kroese, Leiden 1960

Blackley, C. H.: Experimental researches on the causes and nature of catarrhus aestivus (hay fever or hay asthma). London 1873; Faksimiledruck Dawson, London 1959

Gell, P. G. H., R. R. A. Coombs: Clinical Aspects of Immunology. Blackwell, Scientific Publications, Oxford 1968

Gronemeyer, W.: Kritische Stellungnahme zu den diagnostischen Methoden bei allergischen Krankheiten. Arch. klin. exp. Derm. 213 (1961) 381

Gronemeyer, W., M. Debelić: Der sog. „Reibtest", seine Anwendung und klinische Bedeutung. Dermatologica (Basel) 134 (1967) 208

Hansen, K., M. Werner: Lehrbuch der klinischen Allergie. Thieme, Stuttgart 1967

Pepys, J.: Hypersensitivity Diseases of the Lungs due to Fungi and organic Dusts. Monographs in Allergy, Bd. 4. Karger, Basel 1969

Richet, C.: De l'anaphylaxie en général et de l'anaphylaxie par la mytilo-congestine en particulier. Ann. Inst. Pasteur 21 (1907) 497

Walzer, N.: Diagnostic procedures in allergy. N. Y. St. J. Med. 55 (1955) 3302

Werner, M.: Die allergischen Testreaktionen. Int. Arch. Allergy 4 (1953) 14, 307, 425

Werner, M.: Das Arthus'sche Phänomen und seine klinische Bedeutung. Dtsch. med. Wschr. (Allergiebeilage) 79 (1954) 12

Pricktest

Besonderheiten der Allergendiagnostik in der ärztlichen Praxis

Von V. RUPPERT

Bei der Durchführung von Allergentestungen an der Haut kennen wir neben der im vorangegangenen Beitrag beschriebenen Intrakutanprobe auch die sog. kutanen Testmethoden, bei denen eine oberflächliche Läsion an der Haut gesetzt wird, um die Applikation der Allergenextrakte an die bevorzugt reagierenden Gewebeformationen zu begünstigen. Die älteste dieser Methoden ist der Kratz-(Scratch-)Test durch epidermale Skarifikation (BLACKLEY 1873); hierbei wird mit einer Impflanzette eine Hautritzung von etwa 0,5 cm Länge vorgenommen, die aber so oberflächlich sein soll, daß keine „Blutpunkte" auftreten. Dieser Test wird am besten an der Beugeseite der Unterarme durchgeführt; bei mehreren derartigen Proben muß jeweils ein Abstand von 3 bis 4 cm eingehalten werden. Der Nachteil dieser Methode besteht darin, daß die gesetzten Läsionen meist ungleich groß sind, und daß sie besonders bei dünner Haut zu störenden Blutaustritten führen; dadurch kommen dann auch recht unterschiedliche Allergenmengen zur Resorption. Der Kratztest wird deshalb heute im allgemeinen nicht mehr angewandt.

Als Modifikation dieses Kratz- oder Ritztests ist der Bohrtest anzusehen. Bei ihm wird die Hautläsion durch eine Bohrbewegung mit einem kleinen Stichel ausgeführt; die ebenfalls nur oberflächlich zu setzende Hautverletzung ist jedoch in ihrer Größe gleichmäßiger zu gestalten. Doch auch dieses Verfahren hat keinerlei größere Verbreitung finden können.

Pricktest

Der Stich- oder Pricktest, der schon 1926 von LEWIS u. GRANT angegeben wurde, hat vor allem in England, in den nordischen Staaten und auch in Amerika viele Anhänger gefunden. Das methodische Prinzip dieses Testverfahrens besteht darin, daß durch einen Tropfen des Allergenextraktes, der auf die Haut gebracht wird, eine kleine Stichverletzung mit einer Lanzette gesetzt wird. Nach der Stichführung unterscheiden wir den einfachen und den modifizierten Pricktest.

Technik und Ausführung

Bei den beiden Varianten — dem einfachen und dem modifizierten Pricktest — wird nach Reinigung der Haut des Testareals mit Wasser und Seife, Alkohol oder Äther ein Tropfen der Allergenlösung auf die vorher markierte Hautstelle gebracht. Durch Anwendung einer feinen Tropfpipette oder eines am Verschluß des Extraktfläschchens befestigten Kunststoffstabes ist ein sehr sparsamer Verbrauch der Lösung selbst gewährleistet.

Beim einfachen Pricktest wird durch den Tropfen hindurch die Haut mit einer Impffeder, einer Pricklanzette oder einer „Einmal-Blutent-

Abb. 6
Pricknadel

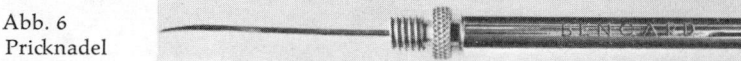

nahmelanzette" in senkrechter Richtung leicht und rasch angestochen, oder es wird eine leicht zu handhabende an der Spitze flach abgebogene Pricknadel (Abb. 6) verwendet. — Beim modifizierten Pricktest wird die Lanzette durch den Tropfen in flacher Richtung, das heißt unter einem spitzen Winkel, in die Haut eingeführt und dann etwas angehoben (Abb. 7). Dadurch kann unter der Lanzettenspitze eine

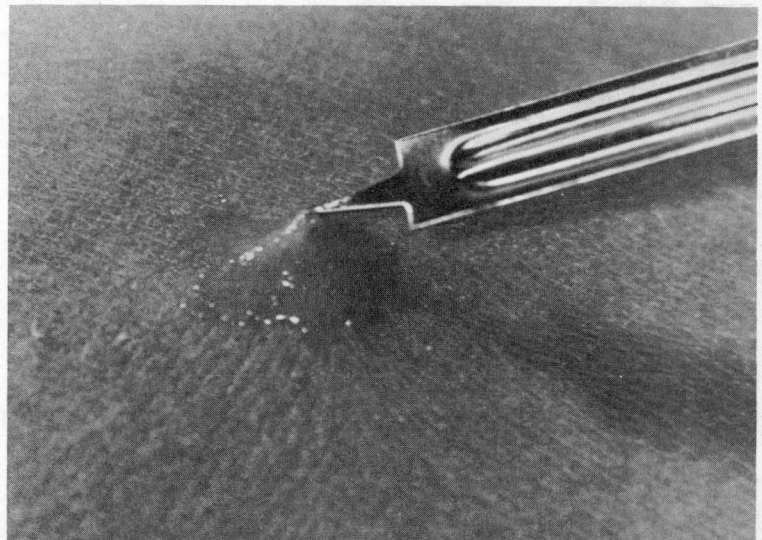

Abb. 7   „Modifizierter" Pricktest; Anheben der im Bereich des Allergenextrakttropfens seitlich eingestochenen Haut

etwas größere Menge der Allergenlösung in die Haut eindringen als dieses beim senkrecht geführten einfachen Stichtest möglich ist. Bei beiden Methoden muß die Lanzettenspitze so oberflächlich geführt werden, daß keine nennenswerte Blutung eintreten kann; bei einiger Übung ist diese Technik ohne Schwierigkeiten auszuführen. Die überstehende Allergenlösung soll länger als 5 Minuten einwirken. Nach Applikationsart und effektiver Allergenmenge handelt es sich bei diesen Pricktests um eine abgeschwächte Intrakutanprobe.

Als Ort für den Pricktest wählt man am besten die Beugeseite der Unterarme (Abb. 8). Hier lassen sich bis zu 10 Proben an jeder Unterarmseite durchführen.

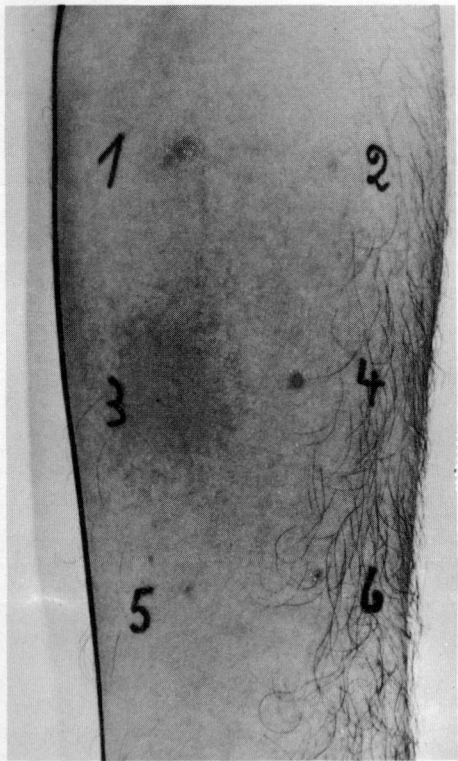

Abb. 8 Pricktests am Unterarm; positiver Reaktionsausfall nur bei 3 (Quaddel und umgebendes Erythem)

Bei der Ausführung der Testung selbst ist noch folgendes wichtig: Nach Reinigung der Haut durch Alkohol oder Äther sind bis zum Prick wenigstens zwei Minuten abzuwarten, damit sich die durch die

Reinigung bewirkte Durchblutungsänderung der Haut wieder ausgleichen kann. Aus dem gleichen Grunde ist es auch notwendig, in der kalten Jahreszeit Patienten mit ausgekühlten Unterarmen nicht sofort zu testen, sondern 20 bis 30 Minuten bei Zimmerwärme warten zu lassen, da bei einer Abkühlung die Testreaktionen abgeschwächt erscheinen können. Vergleichende Untersuchungen an beiden Unterarmen mit gleicher Testlösung haben ergeben, daß bei Einhaltung dieser Vorsichtsmaßnahmen die reaktiven Testquaddeln keine Größenunterschiede aufweisen.

Das Impfinstrument ist sofort nach jedem Test und vor jeder weiteren Verwendung mit einem sterilen Tupfer kräftig abzuwischen; damit ist es ohne weiteres möglich, beim gleichen Patienten für die verschiedenen Extrakte mit einer einzigen Lanzette auszukommen. Kontrolluntersuchungen haben ergeben, daß dadurch auch bei stark wirksamen Extrakten (z. B. Gräserpollen) eine Verschleppung von Tropfenresten nicht erfolgt.

Wie bei der intrakutanen Testmethode ist es auch bei der Pricktestung erforderlich, daß zur Feststellung der individuellen Hautreagibilität jeweils eine Nullreaktion mit einer Kontrollösung, die lediglich das Lösungsmittel der Allergenextrakte enthält, oder mit physiologischer Kochsalzlösung angelegt wird. Dadurch wird sichergestellt, daß bei allgemein erhöhter Neigung zu Quaddelreaktionen keine Fehldeutungen erfolgen. Eine derartige Neigung kann einmal bei Vermehrung der Mastzellen der Haut bestehen; in solchen Fällen kommt es dann schon durch mechanische Reizung zur Freisetzung einer erhöhten Menge von Histamin. Es gibt aber auch andere Gewebseigenheiten der Haut, ohne Vermehrung von Mastzellen, die Voraussetzung für die Entwicklung einer Urticaria factitia sind (STÜTTGEN 1966). In derartigen Fällen muß die Größe der Kontrollreaktion bei der Bewertung der Testergebnisse berücksichtigt werden. Andererseits ist es notwendig, das Maß der Reaktionsfähigkeit der Haut zu prüfen. Diese Prüfung geschieht im Histamintest unter Verwendung einer Histaminlösung 1:1000.

Auswertung der Reaktionen

Die Reaktionen beim Pricktest bilden sich wie beim intrakutanen Injektionstest aus: Ein wechselnd breiter, roter Hof umgibt die im Zentrum gelegene Quaddel, die bei starken Reaktionen auch Pseudopodien aufweist (Abb. 9). In seltenen Fällen erreicht das Erythem Handtellergröße und die Quaddel 5-Markstückgröße. Es handelt sich

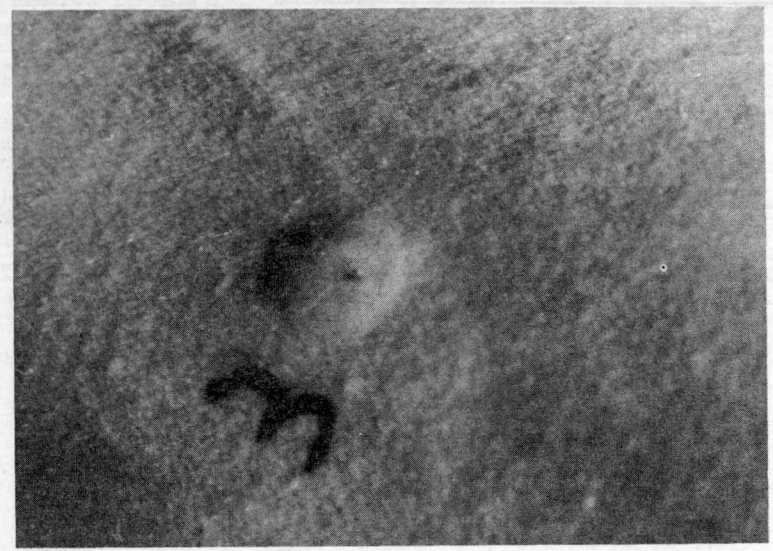

Abb. 9   Positive Prickreaktion nach 20 Minuten (s. auch Abb. 8 bei 3)

dann aber um überschießende, in dieser Stärke auch nicht gewünschte Reaktionen; sie bilden sich im allgemeinen, besonders aber nach Antihistaminsalben-Behandlung, in 2 bis 3 Stunden zurück.

Die Ablesung der Reaktionen, d. h. ihre Bewertung, erfolgt ähnlich wie bei den Intrakutantests im allgemeinen nach 20 Minuten. Auch das Reaktionsbild des Pricktests gehört zum Typ der „allergischen Sofortreaktion". In manchen Fällen, besonders bei Pollenallergikern, treten sehr starke Reaktionen schon nach 10 Minuten auf; der noch auf der Einstichstelle stehende Extrakttropfen sollte dann vorzeitig abgewischt werden. Bei einiger Erfahrung ist es durchaus möglich, das Ergebnis unter Berücksichtigung der kürzeren Einwirkzeit dann schon abzulesen; auch in diesen Fällen kann es angezeigt sein, durch Antihistaminsalbe oder -gelee die weitere Reaktion zu bremsen. Durch die Salbenwirkung läßt auch der mitunter (besonders bei Pollentestreaktionen) starke Juckreiz bald nach, und die Quaddelrückbildung erfolgt rascher.

Die Auswertung des Reaktionserfolges wird verschieden gehandhabt; die Reaktionsstärke wird aber stets im Vergleich zur Nullreaktion

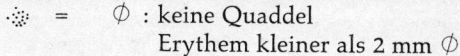
∙∷∙ = ∅ : keine Quaddel
Erythem kleiner als 2 mm ∅

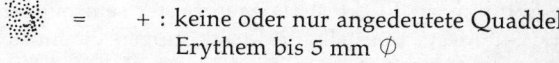
= + : keine oder nur angedeutete Quaddel
Erythem bis 5 mm ∅

= ++ : Quaddel bis 3 mm ∅
Erythem bis 10 mm ∅

= +++ : Quaddel bis 6 mm ∅
Erythem bis 20 mm ∅

= ++++ : Quaddel größer als 6 mm ∅
und Pseudopodien
Erythem größer als 20 mm ∅

Abb. 10   Auswertungsschema der Prickreaktionen

(durch Kontrollösung oder physiologische Kochsalzlösung) und zur
eindeutig positiven Reaktion der Histaminlösung gesetzt. Während
manche Autoren Quaddel- und Hofgröße getrennt bezeichnen, bewerten die meisten die Gesamtreaktion durch Kennzeichnung mit
verschiedenen Pluszeichen. In der Praxis hat sich das in Abb. 10 angegebene Schema der Auswertung, das in Anlehnung an die Vor-
schläge der Firma Bencard aufgestellt wurde, bewährt.

Extrakte

Die Menge der Allergenlösung, die beim modifizierten Pricktest in die Haut gelangt, ist nach grober Schätzung etwa 10- bis 20mal geringer als die beim Intrakutantest. Aus der Methodik der vorwiegend epidermalen Applikation der Allergenextrakte ist es damit ohne weiteres verständlich, daß, um einen bewertbaren Reaktionserfolg zu sichern, die Extrakte für Pricktests konzentrierter sein müssen als die für die Intrakutantests. Spezielle Pricktestlösungen, die hinsichtlich der Allergenkonzentrationen dieser Forderung entsprechen, sind im Handel erhältlich (S. 13). Dabei ist die Konzentration der Lösungen für Pricktestungen bei den einzelnen Firmen unterschiedlich. 1 ml der Pollenextrakte enthält bei der Firma Allergopharma z. B. 5000 PNU, während 1 ml Pollenextrakt der Firma Bencard 25 000 Noon-Einheiten enthält, die etwa 12 500 PNU entsprechen. Tab. 4 zeigt die Konzentrationen wichtiger Allergenextrakte für Prick-, Intrakutan- und Inhalationstests.

Tabelle 4

Vergleich der Konzentrationen einiger Allergenextrakte für verschiedene Testformen (Firma Bencard, Konzentration in Noon-Einheiten pro ml)

Allergen	Testform:		
	Prick	Intrakutan	Inhalation
Pollen	25 000	200—1 000	25 000
Schimmelpilze	100 000	10 000	100 000
Hausstaub	1 500 000	10 000—125 000	3 000 000
Pferdehaare	1 500 000	2 000	1 500 000
sonstige Inhalationsallergene	1 500 000	10 000— 20 000	1 500 000
Nahrungsmittel	100 000	20 000	100 000

Pricktest in der ärztlichen Praxis

Pricktestungen werden fast ausschließlich für die Gruppen der Inhalations- und Nahrungsmittelallergene durchgeführt; ihr bevorzugtes Anwendungsgebiet bilden die Pollenallergene. Bei ihnen erhält man regelmäßig einwandfreie und auch genügend stark positive Resultate, so daß Intrakutantestungen mit Pollenextrakten in der Praxis durchaus entbehrlich sind. Die Ergebnisse der Pricktests mit anderen inhalativen Allergenen wie Hausstaub, Bettfedern, Tierhaaren und Schimmelpilzsporen sind nicht immer so eindeutig. Entsprechendes gilt auch für Nahrungsmittelallergene.

Für die Durchführung von Testverfahren hat sich folgendes Vorgehen in der Praxis als ratsam erwiesen: Sofern aus der Anamnese auf einen hohen Sensibilisierungsgrad des Patienten zu schließen ist, empfiehlt es sich zur Vermeidung überstarker Haut- und Allgemeinreaktionen grundsätzlich, die wichtigsten Inhalationsallergene (Pollen, Schimmelpilze, Tierhaare, Mehl- und Kleiestäube) sowie Nahrungsmittelallergene (Hühnerei, Fisch, Milch u. a.) zunächst im Pricktest zu prüfen; bei fraglich positivem oder negativem Ausfall sind dann aber Intrakutantests angebracht. Für die Prüfung bakterieller Allergenextrakte sind nur Intrakutantests erfolgversprechend.

Durch dieses vorsichtige und hinsichtlich der effektiven Allergenmenge „stufenweise" gesteigerte Vorgehen — zunächst Pricktest, dann Intrakutantest — lassen sich nach eigenen Erfahrungen unerwünschte Nebenreaktionen, die bei Hochsensibilisierten durch Intrakutantests provoziert werden können, praktisch ausschließen. Nach unserer diesbezüglichen eigenen über zwanzigjährigen praktischen Erfahrung kam es abgesehen von ganz vereinzelten Niesanfällen bei Pollentestungen niemals zu allergischen Allgemeinreaktionen.

Wegen seiner einfachen Handhabung und wegen seiner Ungefährlichkeit ist der Pricktest die „Methode der Wahl" in der Praxis, wenigstens als orientierender Vortest. Für die praktischen Belange sollen deshalb noch einige Grundsätze und Besonderheiten der Allergendiagnostik an sich angeführt werden. Während vor allem in den angelsächsischen Ländern die ambulante Durchführung der verschiedenen Testmethoden schon seit langem üblich ist und meist von speziellen Fachärzten — den Allergologen — ausgeübt wird, haben sich diese Methoden bei uns in Deutschland erst in den letzten Jahren in die Praxis eingeführt. Dabei wird die Allergendiagnostik meist als Teilaufgabe der verschiedenen Fachgebiete angesehen; vor allem Internisten und Dermatologen, aber auch Lungenfachärzte, Kinderärzte, Hals-Nasen-Ohren-Ärzte sowie praktische Ärzte befassen sich mit den entsprechenden diagnostischen Verfahren. Die in der Praxis zur Anwendung kommenden Methoden der Allergendiagnostik beschränken sich auf die Epikutan-, Prick- und Intrakutanproben. Nasale, konjunktivale, inhalative sowie andere speziellere Organexpositionen sind im allgemeinen der Klinik oder besonders spezialisierten Ärzten der Praxis vorbehalten. Alle diese diagnostischen Proben sollten aber nur von Ärzten durchgeführt werden, die auf dem Gebiet der Allergologie eine genügende und gediegene Ausbildung haben, denn sowohl Beurteilung und Bewertung der Testergebnisse als auch mögliche Lokal- und Allgemeinreaktionen setzen spezielle Kenntnisse und Erfahrungen voraus. In dieser Hinsicht verweisen wir auf die Besprechung der Erkennung und Behandlung allergischer Schockerscheinungen (s. S. 91 ff).

Wenn auch die Allergendiagnostik als kassenübliche Methode anerkannt ist (Beschluß der Deutschen Arzneimittelkommission vom 28. 6. 1962 über Allergentestungen und Desensibilisierung), so gilt doch ganz allgemein, daß im Gegensatz zu den Möglichkeiten in der Klinik die Allergentestungen in der Praxis gemäß den Richtlinien der Kassenwirtschaftlichkeit durchgeführt werden müssen. Daraus ergibt sich auch, daß die Anzahl der Hautproben zu beschränken ist und daß ihre Auswahl sich nach den Angaben der Anamnese und des Expositionsbezuges zu richten hat. So wird man zunächst aufgrund der Anamnese vermutete, dann aber auch die aufgrund der ärztlichen Erfahrungen verdächtigen Allergene im Pricktestverfahren prüfen, um sie gegebenenfalls mit dem oben angegebenen Vorgehen durch Intrakutanproben zu ergänzen. Beim allergischen Bronchialasthma, bei dem vor allem inhalative Allergene als pathogen verdächtig sind, werden in Einzel- und Gruppenextrakten die Inhalationsstoffe wie Hausstaub, Federn, Tierhaare, Polsterstoffe, Matratzeninhaltstoffe, Schimmelpilzsporen und andere zu testen sein; Bakterienstoffe sind einzubeziehen, da bei länger bestehendem Asthma bronchiale durch einen aufgepfropften Bronchialinfekt bakterielle Allergene wirksam werden können. Nahrungsmittel können als pathogene Allergene auch Bronchialasthma auslösen, und zwar bevorzugt bei Kindern, weniger bei Erwachsenen; sie sind deshalb bei Kindern (insbesondere Milch und Ei) und bei Erwachsenen, die entsprechende anamnestische und expositionelle Angaben machen, mitzutesten.

Bei Pollinotikern wird man grundsätzlich die verschiedenen, im Handel erhältlichen Pollengruppenextrakte (Gräser, Sträucher, Bäume und gemäß ihrer Blütezeit zusammengehörende Blumengruppen) mit dem Prickverfahren durchtesten. Um ein umfassendes und genaues Allergenspektrum festzulegen, sind meist auch Ergänzungen mit den für den Wohnort des Patienten charakteristischen Pollenarten (Standortvarianten!) notwendig (z. B. Pappel, Weide, Erle, Haselnuß, Ulme, Jasmin, Akazie, Roggen u. a.). Besonders zu beachten ist auch unter Berücksichtigung der Anamnese die Erfassung der „Frühblüherpollen", die schon ab Ende Februar Symptome auslösen können, und bei denen eine Hyposensibilisierungstherapie schon im Spätherbst einsetzen muß. Da bei vielen Pollenallergikern oft zusätzlich eine Schimmelpilzsporen-, seltener eine Hausstauballergie vorliegt, wird man die Untersuchung auch auf diese Allergene ausdehnen. Die genaue Austestung ist erforderlich, da aufgrund des erhaltenen Allergenspektrums festgelegt werden muß, welche Zusammensetzung der zu einer Hyposensibilisierungsbehandlung zu verwendende Allergenextrakt haben muß.

Bei einer perennialen Rhinopathie mit Verdacht auf allergische Ursache wird man alle inhalativen Allergene zu prüfen haben, wobei für die Pollen zunächst Gruppenextrakte ausreichen. Wenn diese deutlich positiv ausfallen, kommt ihre „Aufsplitterung" in die einzelnen Pollenarten in Frage. Bei einer Mehlstauballergie (Bäcker und Müller) genügt es nicht, nur die Mehlsorten zu prüfen. Da nach eigenen Erfahrungen neben dem Staub von Mehlparasiten auch andere inhalative Allergene (Hausstaub oder Bettinhaltstoffe) nicht selten eine zusätzliche Rolle spielen, sollten immer die häufigsten inhalativen Allergene mitgetestet werden.

Als pathogene Allergene für die vaskulären Reaktionsformen (Urtikaria, Quincke-Ödem, Migräne, Arthropathien u. a.) und für die Manifestationen am Verdauungskanal und seinen Anhangsgebilden sind vornehmlich oral zugeführte Allergene wie Nahrungsmittel und Medikamente anzunehmen; deshalb sind bei diesen Manifestationen Hautprüfungen mit den entsprechenden exogenen Allergenen vorrangig. Wie aus dieser Aufzählung zu folgern ist, wird die Zahl der in der Praxis unbedingt notwendigen Kutanproben durchschnittlich zwischen 15 und 25 pro Patient liegen, wobei nach Lage der individuellen Expositionsmöglichkeiten weitere Allergenprüfungen notwendig werden können.

Die Indikation für die Hautprüfungen ist auf therapeutische Konsequenzen abgestimmt; Allergenausschaltung oder Hyposensibilisierung ist eigentlich immer die entsprechende Folge. Für diese klinische Auswertung ist eine Interpretation der Reaktionsausfälle Voraussetzung, die nur bei umfassender Kenntnis des gesamten Krankheitsbildes sinnvoll sein kann; hierbei gelten für die Pricktests die gleichen Grundsätze der klinischen Wertung wie für alle anderen Kutan- und Organexpositionsproben.

Wenn wir die Unterschiede und Besonderheiten der Prick- und der Intrakutanproben zusammengefaßt gegenüberstellen, dann ergibt sich daraus für den in der Praxis tätigen Allergologen die auf den Einzelfall abzustimmende zweckmäßige und zuverlässige Methodik:

— Im allgemeinen wird der Pricktest an der Beugeseite der Unterarme, die Intrakutanprobe am Rücken angestellt. Dadurch schon ist die Zahl der Hautproben festgelegt; beim Pricktest sind bei Benutzung beider Unterarme in einer Sitzung höchstens 16 bis 20, beim Intrakutantest am Rücken aber mindestens 30 Proben („Große Allergenprobe" nach HANSEN) möglich.

— Der Pricktest ist ein besonders für die Praxis geeigneter „Vortest", der zwar bei Pollenextrakten zur sicheren Diagnosestellung meist ausreicht, aber bei anderen Extrakten oft der Ergänzung durch den Intrakutantest bedarf.

— Der zeitliche Aufwand ist für den Geübten beim Prick- und Intrakutantest etwa gleich groß. Beim Pricktest ist die Überwachung der Stärke der Testreaktionen am möglichst waagrecht zu haltenden Unterarm dauernd möglich, während die Kontrolle der am Rücken intrakutan getesteten Patienten schwieriger ist, es sei denn, man verzichtet auf diese Überwachungsmöglichkeit.

— Die Menge der Prüflösung, also die Dosierung des wirksamen Allergens, ist bei der intrakutanen Applikation annähernd gleichgroß zu halten (0,05 bis 0,07 ml); damit sind auch die Reaktionsstärken, d. h. der spezifische Sensibilisierungsgrad gegen die verschiedenen Allergene vergleichbar. Beim modifizierten Pricktest läßt sich die effektive Allergenmenge nicht so exakt dosieren.

— Bei Pollenextrakttestungen kann und bei Testungen im Kindesalter sollte dem Prickverfahren der Vorzug gegeben werden.

— Die Selbstbeobachtung der Entwicklung der Testreaktionen am Unterarm ist gerade für die Belange der Praxis ein wichtiger psychologischer Faktor, die Patienten von der Notwendigkeit der aus dem Testergebnis resultierenden Therapie zu überzeugen.

— Unerwünschte Begleitreaktionen lokaler oder allgemeiner Art bilden sich beim Pricktest höchst selten aus; um sie beim Intrakutantest zu vermeiden, bedarf es eingehender ärztlicher Voruntersuchungen und subtiler anamnestischer Exploration. Auf jeden Fall sind sie aber bei beiden Methoden vermeidbar und auch ohne weiteres zu beherrschen (s. allergische Begleitreaktionen).

— In einer umfassenden Allergendiagnostik haben beide Methoden also ihre Berechtigung und Indikation. Der Einzelfall entscheidet über ihren jeweiligen Einsatz; die ausschließliche Anwendung nur eines Verfahrens nutzt die mögliche diagnostische Ausbeute von Hautproben keineswegs gebührend aus.

Literatur

v. d. Bijl, W. J. F.: Studies on the technique of skin testing in allergy. Stenfert Kroese, Leiden 1960

Hansen, K., M. Werner: Lehrbuch der klinischen Allergie. Thieme, Stuttgart 1967

Lewis, Th., R. Grant: Vascular reactions of the skin to injury. Heart 13 (1926) 219

Stüttgen, G.: Die Therapie der Hautallergosen und ihre experimentellen Grundlagen. In: Pathogenese und Therapie allergischer Reaktionen, hrsg. von G. Filipp. Enke, Stuttgart 1966

Tabart, J.: Valeur de la technique du Prick-test par rapport à d'autres methodes d'examen en allergologie. In: Testprocedures used in the examination of the allergic patient. Stenfert Kroese, Leiden 1961

Epikutantest

Von W. BRAUN

Der Epikutantest (Läppchentest, Patchtest, Perkutantest) gehört zu
den wichtigsten diagnostischen Hilfsmitteln der Dermatologie und
Allergologie. Von JADASSOHN bereits um die Wende dieses Jahrhun-
derts erdacht und von BLOCH weiter ausgebaut, erfreut sich die technisch einfache Methode einer großen, manchmal zu großen Beliebtheit
bei der Aufklärung epidermaler Sensibilisierungen, die den immer
häufiger werdenden *allergischen* Kontaktekzemen zugrunde liegen.
Ohne der kritischen Beurteilung der Ergebnisse schon hier vorzugrei-
fen, sei aber eingefügt, daß der Läppchentest auch die Frage einer
allgemein gesteigerten, *unspezifischen* Empfindlichkeit der Haut auf-
zuwerfen vermag, die zu „falsch" positiven Reaktionen führt. Auf
die Prüfung dieser unspezifischen Empfindlichkeit kann hier nicht
näher eingegangen werden.

Ausführung der Epikutanprobe

Die Technik ist von scheinbar verführerischer Einfachheit. Als erstes
benötigt man sauberes, am besten schon oft gebrauchtes, weißes Lei-
nen, das keine Appreturen oder Waschmittel mehr enthält. Um sicher
zu gehen, kann man das Material vorher in 1 %iger Essigsäure aus-
kochen, gut in destilliertem Wasser nachspülen und trocknen. Etwa
1 cm² große quadratische oder runde Leinenläppchen dienen zur Auf-
nahme des Testmaterials. Dabei wird es sich meist um Flüssigkeiten
(1 bis 2 Tropfen) oder Salben (etwa linsengroße Menge) handeln.
Das so beschickte Leinenstück bringt man auf die Haut. Das Testmaterial berührt die Haut und ist vom Leinenläppchen bedeckt. Darüber wird ein das Läppchen allseitig überdeckendes Cellophanblätt-
chen von etwa 2×2 cm Größe gelegt. Sind, wie meistens, mehrere
Substanzen zu testen, so werden die Läppchen reihenartig, am besten
immer 5 untereinander aufgelegt. Das Ganze wird mit einem längsver-
laufenden Heftpflasterstreifen befestigt bzw. gleichzeitig abgeschlos-
sen. Das Pflaster ist mit dem Handballen glatt zu streichen und an-
zudrücken. Sind die Leinenläppchen mit zuviel Testmaterial beschickt,
dann wird die Testsubstanz unter dem Cellophan herausgepreßt,
dringt unter Umständen in das Pflaster ein und löst es ab oder gelangt sogar in den benachbarten Testbereich. Unklare und falsche
Testreaktionen werden dann nicht ausbleiben.

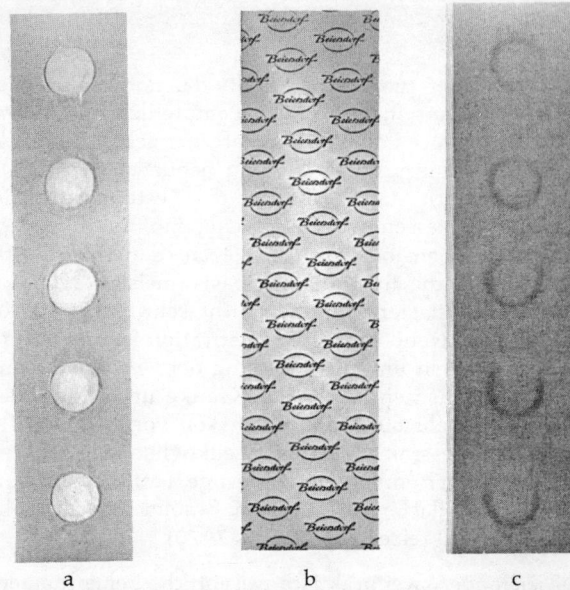

a   b   c

Abb. 11 Fertige Testpflaster, a) gebrauchsfertig nach Entfernung der Schutzschicht, b) mit Schutzschicht, c) Rückseite des Testpflasters

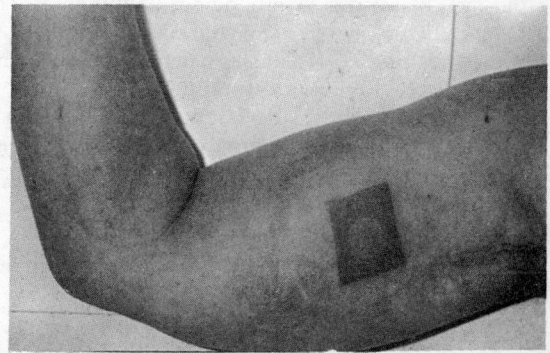

Abb. 12 Epikutantest bei Heftpflasterüberempfindlichkeit: Rötung und Infiltration an der Pflasterkontaktstelle, Aussparung des Testbereiches

Es ist selbstverständlich, daß alle Testsubstanzen der Reihenfolge entsprechend auf einem Testbogen notiert werden, um später eine einwandfreie Ablesung und Eintragung des Testergebnisses zu ermöglichen.

Hat man öfter zu testen, so sollte das notwendige Material vorbereitet vorhanden sein. Durchaus zu empfehlen sind die von der Industrie (z. B. Beiersdorf, Lohmann) gelieferten gebrauchsfertigen Testpflaster, die auch wir in großem Umfang benutzen (Abb. 11). Aber auch sie entbinden nicht davon, sich vor der Testung durch Befragen des Patienten von dessen evtl. Heftpflasterempfindlichkeit (Abb. 12) ein Bild zu machen. Sensibilisierungen gegen Kautschukpflaster sind häufiger als gegen solche auf Kunstharzbasis (meist Acrylate). Im allgemeinen sind diese Pflasterreaktionen nicht sehr stark. Sie können aber gelegentlich — wenn es zur Ekzematisation kommt — für den Getesteten sehr lästig sein und die Ablesung der Testreaktionen schwierig oder unmöglich machen. Weiß der Kranke um seine Pflasterempfindlichkeit, so besteht die Möglichkeit, von vornherein auf ein Klebematerial auf Vliesstoffbasis (z. B. Leukovlies, Mikropore) auszuweichen oder auch hier entsprechende fertige Testpflaster (Curatest oder Leukosilk-Testpflaster) zu benützen. Besonders wenig soll Al-Test (Firma Sasse, Berlin) reizen (BANDMANN 1970).

Es seien aber zwei praktisch wesentliche Bemerkungen eingefügt: Die Vliesstoffpflaster kleben meist etwas weniger fest und sind bisher teurer als die üblichen Pflaster.

Über die „klassische" Methode der Läppchentests hinaus gibt es noch Abwandlungen, deren Anwendungen, mit Ausnahme der „offenen Epikutantestung", Spezialisten vorbehalten bleiben sollten: Glasglockenprobe zur Epikutantestung flüchtiger Stoffe, Druckpolsterläppchenprobe und ebenso die Läppchentestung nach vorherigem Abriß der oberen Epidermisschichten mit Tesafilm — beides bei verminderter Reaktionsfähigkeit der Haut — belichtete Läppchenproben bei vermuteter Photoallergie (BANDMANN u. DOHN 1967). Die offene Epikutantestung (ohne Läppchen!) ist angezeigt bei unbekannter Hautwirkung des Teststoffes oder zu erwartender überstarker Hautreaktion.

Die Testung erfolgt am besten in der Mitte der gesunden Rückenhaut (unter Aussparung der Hautbezirke über der Wirbelsäule), evtl. auch an der Außenseite der Oberarme. Andere Körperregionen sind weniger empfindlich. Das obere, auf die Schultern und den Hals übergehende Viertel des Rückens sollte gemieden werden, da intensive Sonnenbestrahlungen in diesem Gebiet oft zu einer Verdickung der Hornschicht geführt haben. Außerdem werden evtl. Testfolgen, besonders bei weiblichen Patienten, an dieser Stelle als kosmetisch störend empfunden und unerwünscht sein.

Eine reinigende oder desinfizierende Vorbehandlung der zu testenden Hautbezirke ist nicht erforderlich. Auch die Entfettung mit Detergentien oder organischen Lösungsmitteln wie Äther, Alkohol, Testbenzin stellt eine unnötige, die vorhandenen Hautverhältnisse in unkontrollierbarer Weise verändernde Maßnahme dar, die unspezifisch „falsch positive" Reaktionen zur Folge haben kann.

Die Proben bleiben in der Regel 24 Stunden auf der Haut liegen, neuerdings werden auch 48 Stunden angegeben. In dieser Zeit sollte alles vermieden werden, was einen zusätzlichen Druck auf die Teststellen ausübt, z. B. Tragen von Lasten auf dem Rücken, langes Anlehnen an Rückenlehnen, straff sitzende, breite Büstenhalter usw.; Testreaktionen fallen dadurch manchmal stärker aus als an unbelasteten Stellen: An sich negative Testareale können dann „falsch positiv" erscheinen.

Geben die Patienten einen starken Juckreiz oder Brennen unter dem Testpflaster an, so muß vor Ablauf der 24 oder 48 Stunden die betreffende Teststelle kontrolliert werden. Möglicherweise wissen die Kranken, z. B. bei einer Begutachtung, um ihre starke Sensibilisierung gegen bestimmte Stoffe. Sind Tests mit diesen Kontaktallergenen erforderlich, so empfiehlt es sich, sie außerhalb oder am Anfang bzw. Ende einer Testreihe anzulegen. Ihre vorzeitige Entfernung ist dann ohne Beeinträchtigung der anderen Teststellen gut möglich. In solchen Fällen ist es auch ratsam, die übliche Testkonzentration um $1/5$ bis $1/10$ herabzusetzen (vgl. Abb. 16).

Die Indikation zur epikutanen Testung ergibt sich für den Arzt durch
— Erkennung des vollständigen Hautbefundes mit Stellung der vorläufigen Diagnose „Kontaktekzem",

— eine sorgfältige und gezielt erhobene Anamnese und

— Kenntnis der durch Umwelt und Beruf des Hautkranken möglichen Allergenexposition.

Ekzemlokalisation

Ein Ekzem kann durch seine Lokalisation bereits den Verdacht einer Kontaktentstehung nahe legen (Abb. 13a und b; 14a und b):

Ekzem des Gesichts → Kosmetikekzem, „Dunstekzem", z. B. berufsbedingt durch Terpentin, Kunstharzmonomere usw.;
Ekzem der Handrücken und Unterarme → Berufsekzem;

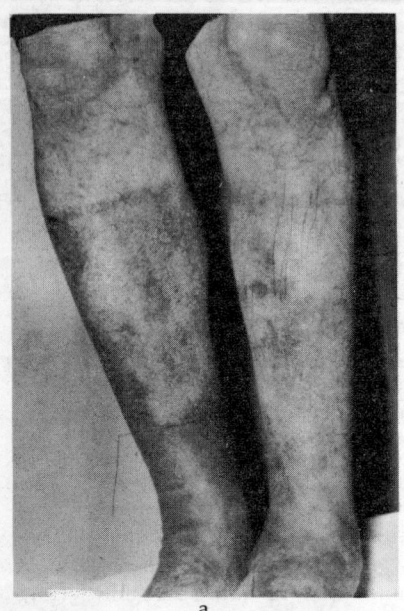

a

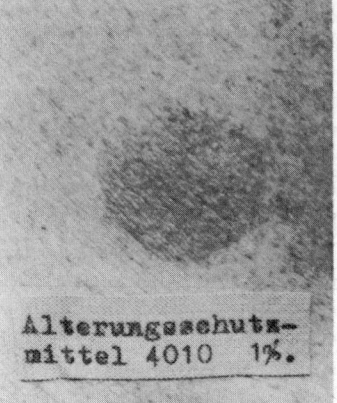

b

Abb. 13 a) Allergisches Kontaktekzem durch Tragen von Gummistrümpfen bei einem 61-jährigen Mann, b) Epikutantestung mit dem Alterungsschutzmittel 4010 (Abkömmling des p-Phenylendiamin): ++

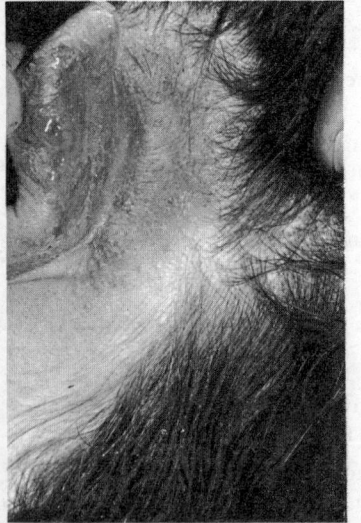

a

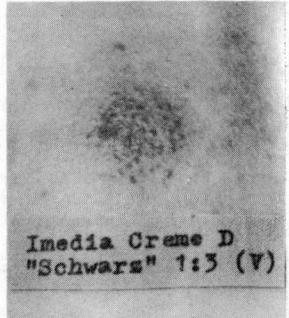

b

Abb. 14 a) Nässendes Kontaktekzem hinter beiden Ohren bei einer 31jährigen Frau, b) positiver Epikutantest mit der benutzten schwarzen Haarfarbe

Ekzem an den Kontaktstellen von Bekleidung → Ursachen:
Gummi- oder Lederhandschuhe, gefärbte Strümpfe, Leder-, Gummi- oder Kunststoffschuhe, Wäsche — besonders gefärbte sowie gummienthaltende Damenunterbekleidung, Nickelschließen an Strumpf- und Büstenhaltern;
Verschlechterung und Ausbreitung lange behandelter, nicht kontaktbedingter Ekzeme, z. B. Stauungsekzeme der Unterschenkel → sekundäre iatrogene Kontaktekzeme.

Primär einseitige, gelegentlich atypisch konturierte Ekzemherde erleichtern solche Vermutungen. Es sei aber vermerkt, daß von *einer* Kontaktstelle aus ein Ekzem „springen" kann und die Generalisation den ursprünglichen Kontaktmechanismus kaum noch vermuten läßt. Deshalb sind Hautpatienten immer ganz zu untersuchen.

Ich erinnere z. B. nur an ein seit Jahren bestehendes, vielleicht gar nicht so großes Ulcus cruris, das der Patient beim Hautarzt nicht erwähnt, weil es seit langem von seinem Hausarzt behandelt wird. Die Klagen beziehen sich jetzt auf den allgemeinen Juckreiz und das nässende Ekzem des Gesichtes, Halses und der Arme. Zugrunde liegt aber eine iatrogene Sensibilisierung durch eines der zahlreichen, lokal anwendbaren schmerzstillenden, granulationsanregenden, antibakteriellen Mittel der Ulkusbehandlung (z. B. Anaesthesin, Perubalsam, Wollfett, p-Oxybenzoesäureester, Neomycin, Furacin usw.). (S. auch S. 43.)

Anamnestische Angaben

Die Anamnese hat möglichst genaue Auskünfte über Einzelheiten der Arbeiten und Arbeitsstoffe im Beruf sowie sonstige Beschäftigungen und Lebensgewohnheiten (Hobby, Hausarbeiten einschließlich Reparaturen, Hausbau, Gartenarbeit, Körperpflege usw.) und alle in der letzten Zeit äußerlich angewandten Arzneimittel einschließlich Gummistrümpfe und -bandagen zu berücksichtigen.

Testsubstanzen

Der Verdacht, daß bestimmte Substanzen die Ursache der fraglichen Kontaktallergie darstellen, sollte in der Hauptsache durch Kenntnis wichtiger und möglichst vieler Allergene begründet sein. Die Beschäftigung mit dieser interessanten Materie ist daher vor der Testung erforderlich, um zu wissen, welche Allergene in welchem Umweltbereich sensibilisiert haben könnten.

Die Auswahl der Testsubstanzen kann grundsätzlich auf drei verschiedenen Wegen erfolgen:

1. Man stützt sich auf allgemeine Erfahrungen und testet mit einer sog. Standardreihe, die in verschiedenen Kliniken, je nach ihren Einzugsgebieten, gewisse Unterschiede aufweist.

2. Getestet werden die aus der Vorgeschichte vermutbaren Kontaktallergene.

3. Man kombiniert 1. und 2., da sie sich einzeln oft als unzureichend erweisen.

Die *Standardreihe* enthält bei fast allen Untersuchern eine Anzahl von Allergenen, die heute als häufigste Ursachen für Kontaktekzeme sicher bekannt sind, z. B. Chrom(VI)-Verbindungen, Nickelsalze, Paraphenylendiamin, Terpentinöl, Gummibestandteile (Vulkanisationsbeschleuniger, Alterungsschutzmittel), Neomycin, Sublimat, Anaesthesin, Formalin, Resorcin usw. Vom Apothekenhandel werden solche Epikutantestreihen fertig zusammengestellt geliefert (z. B. von der Firma Sasse).

Unsere eigene Standardreihe, die lediglich zur Orientierung gedacht ist, besteht heute aus folgenden Stoffen (Tab. 5).

Jodkali, Lorbeeröl, Novocain, Perubalsam, Chininhydrochlorid und Chrom(III)-chlorid, die wir früher routinemäßig mittesteten, haben wir der Spezialtestung zugeordnet, da ihre Häufigkeit bei Kranken mit fraglichen Kontaktekzemen unter 5 % lag oder sie, wie Jodkali und Chrom(III)-Verbindungen, noch mit wissenschaftlicher Problematik belastet waren.

Bei der individuellen Testung (z. B. mit Berufsstoffen, Kosmetika, Lokaltherapeutika usw.) wird man eigens für diese Gruppen zusammengestellte Testreihen (KIMMIG u. SCHMIDT 1967, SCHULZ 1963) mittesten. Für einen Maler (Spritzlackierer, Anstreicher) wird man etwa folgende Spezialreihe zur Verfügung haben: Terpentinöl, Terpentinersatz (das häufig undeklariert Terpentin enthält), Nitrolackverdünner, Leinöl, Natur- und Kunstharzlacke, Chrom-, Kobalt-, Blei-, Kadmium-, Quecksilber-, Azo- und Anilin-Farben, Leime, Kleber (Formalin, andere Kunstharze), Holzschutzmittel.

Bei Verdacht auf eine Kontaktsensibilisierung durch eine Ulcus cruris-Behandlung müßten in einer solchen Spezialreihe, zur Ergänzung der Testung mit den lokal angewandten Medikamenten, folgende Substanzen mitgetestet werden:

Perubalsam 5 % (V), Anaesthesin 1 % (V), Pellidol 2 % (V), Marfanil-Prontalbin-Puder (W), Furacin-Sol, Neomycin (W), Chloramphenicol, (z. B. als Leukomycin 1 %-, Paraxin 2 %-Salbe), Terpentin

Tabelle 5

Standardreihe

Kaliumbichromat 0,1 %	(W) *)
Terpentinöl 20 %	(O)
Resorcin 1 %	(W)
Nickelsulfat 5 %	(W)
Marfanil(10 %)	(V)
Kobalt-II-nitrat 0,5 %	(W)
Paraphenylendiamin 5 %	(V)
Furacin 0,2 %	(V)
Penicillin G (Substanz)	(W) **)
Formalin 2 %	(W)
Neomycinsulfat	(W) **)
Tetramethylthiuramdisulfid 1 %	(V)
Anaesthesin 1 %	(V)
Kaliumbichromat 0,5 %	(W)

*) Trägersubstanzen (Vehikel), die auch bei späteren Beispielen in Klammer aufgeführt werden:

(O) = Olivenöl
(V) = Vaseline
(W) = Aqua destillata

**) Die mit Aqua destillata getränkten Läppchen werden mit der trockenen Testsubstanz beschickt.

20 % (O), Arnikatinktur 1:4 (W oder V), Eucerin. anhydricum, Ungt. polyaethylenglycolicum, p-Oxybenzoesäure (-methyl, -aethyl, -propyl)-Estergemisch, je 1 % (V), Lanette O 10 % (V).

Zusammenstellungen von Kontaktallergenen in bestimmten Berufen, Kosmetika und sonstigen Umweltstoffen sind in Standardwerken (z. B. BANDMANN u. DOHN 1967) ebenso enthalten wie Ausführungen über die Bedeutung häufiger Kontaktallergene im alltäglichen und beruflichen Leben.

Schon an den aufgeführten Beispielen für Spezialtestreihen erkennt man die Überschneidungen mit der Standardreihe. Als zweckmäßiges Vorgehen, das auch wir bevorzugen, ist deshalb die Kombination beider Testmöglichkeiten zu empfehlen.

Kontaktallergene müssen in einer primär nicht reizenden Konzentration auf die Haut gebracht werden. Lösungsmittel oder Vehikel und Prozentgehalt sind den Tabellen der im Literaturverzeichnis angegebenen

Standardwerke zu entnehmen. In der Hauptsache benutzt werden: destilliertes Wasser, Vaseline, Eucerin. anhydricum, Glyzerin, Olivenöl. Wegen der gar nicht ganz seltenen Sensibilisierung mit Wollfettalkoholen (Eucerit) haben wir Eucerin weitgehend durch Vaseline ersetzt. Dabei muß man sich im klaren sein, daß wassergelöste Substanzen in Vaseline allein praktisch nicht aufgenommen werden können. Ist das verdächtige Kontaktallergen und seine Zusammensetzung bekannt, aber in den genannten Tabellen nicht enthalten, so ist möglichst seine Löslichkeit zu ermitteln. Bei wasserlöslichen Stoffen ist der pH-Wert mit Universalindikatorpapier zu prüfen (nicht unter 3, nicht über 8—9!). Sind organische Lösungsmittel oder entsprechende Zubereitungen zu testen, so ist eine Verdünnung mit Olivenöl im Verhältnis 1:1 bis 1:5 zu empfehlen.

Unbekannte Substanzen (besonders Arbeitsstoffe) müssen durch Befragen des Herstellers identifiziert werden. Zur Prüfung der primärreizenden Wirkung eines Teststoffes sollten in Zweifelsfällen — unter Verwendung von Konzentrationen, die niedriger sind als bei praktischer Anwendung — Selbstversuche der Testung vorausgehen. Hochtoxische Berufsstoffe können beim Läppchentest über Resorption durch die Haut zu schweren Allgemeinvergiftungen führen. Als Grundsatz hat zu gelten: Eine Testsubstanz darf bei Nichtsensibilisierten keine Haut- oder Allgemeinreaktionen hervorrufen. Ist ein Prüfstoff sowohl toxisch als auch sensibilisierend, so ist es gut, wenn die Differenz zwischen toxischer Grenzreaktion und Testkonzentration etwa eine Zehnerpotenz beträgt. Erhält man mit einer allergologisch unbekannten Substanz einen positiven Epikutantest, so sollten 10 weitere Personen, die bisher wahrscheinlich keinerlei Kontakt mit diesem Stoff hatten, keine Reaktion aufweisen. Erst dann kann der positive Testausfall mit einer gewissen Sicherheit als allergische Kontaktreaktion und als Ursache für das fragliche Kontaktekzem diskutiert werden.

Die Relevanz positiver Epikutanreaktionen für die Beurteilung des Krankheitsgeschehens hängt von der Zahl der Patienten der Untersucher und von der Indikationsstellung zur Testung ab. Wenn wir in der Abteilung für Allergie und Berufskrankheiten im Verlauf eines Jahres etwa 800 bis 1000 Kranke mit Verdacht auf Kontaktekzeme mit der oben genannten Standardreihe testen, so finden wir bei 30 bis 35 % der Kranken positive Reaktionen. In den letzten vier Jahren entfielen davon mit nur geringen Schwankungen folgende prozentualen Anteile auf die einzelnen Kontaktallergene, bezogen auf die positiv reagierenden Ekzemkranken:

Kaliumbichromat 0,1 % (W)   16 %
Terpentinöl 20 % (O)   10 %
Resorcin 1 % (W)   4 %
Nickelsulfat 5 % (W)   11 %
Marfanil 10 % (V)   11 %
Kobalt-II-nitrat 0,5 % (W)   6 %
Paraphenylendiamin 5 % (V)   26 %
Furacin 0,2 % (V)   2 %
Penicillin G (W)   8 %
Formalin 2 % (W)   22 %
Neomycinsulfat (W)   10 %
Tetramethylthiuramdisulfid 1 % (V)   2 %
Anaesthesin 1 % (V)   14 %
Kaliumbichromat 0,5 % (W)   31 %

Die Aktualität dieser positiven Reaktionen für die Ursache der jeweiligen Ekzeme ist für die verschiedenen Allergene bei Männern und Frauen unterschiedlich, z. B. für die Chromatallergien bei Männern 78 %, bei Frauen 55 %. Durchschnittszahlen in einem gemischten Kollektiv von 4825 Kranken liegen in folgender Größenordnung (FREGERT u. Mitarb. 1969):

Chromate   71 %
p-Phenylendiamin   64 %
Tetramethylthiuramdisulfid   85 %
Neomycin   78 %
Terpentin   41 %
Formalin   47 %
Kobalt   62 %
Anaesthesin   62 %

Werden Testergebnisse mit typischen Arbeitsstoffen auf bestimmte Berufsgruppen oder mit häufig angewandten Medikamenten auf bestimmte Krankheitsgruppen bezogen, so kann die Aktualität der positiv getesteten Kontaktallergene über 90 % betragen, z. B. für die Chromatallergie (Zement!) im Baugewerbe (Maurer, Plattenleger, Betonarbeiter, Eternithersteller) oder iatrogene Sensibilisierungen mit Neomycin, Anaesthesin, Perubalsam, Wollfettalkohol usw. bei Kranken mit Beinleiden (BRAUN 1970).

Bei der Aufklärung eines fraglichen allergischen Kontaktekzems ist das Ziel der Epikutantestung, jeweils durch eine bekannte Substanz ein auf den kleinen Testbereich beschränktes Kontaktekzem zu reproduzieren. Der morphologische Befund eines positiven Tests kann klinisch (und histologisch) alle Zeichen eines Ekzems haben (vgl. auch Abb. 13 b und 14 b): primäre Rötung und Infiltration mit oder ohne Knötchenbildung, Bläschen, Blasen und schließlich nässende Ekzematisation sowie Abheilung mit Krustenbildung, Schuppung, Lichenifikation, Hyperpigmentation. Die Stärke der Reaktion wird vom Grad der Sensibilisierung und von der Reaktionsfähigkeit der Haut, genauer der Epidermis abhängen, aber auch von Menge und Konzentration des Teststoffes. Die positive Reaktion eines lege artis angelegten Läppchentests mit einem beim Nichtsensibilisierten negativ ausfallenden Kontaktallergen ist Ausdruck einer epidermalen zellulären Sensibilisierung vom Spättyp (Typ IV nach Coombs u. Gell).

Bewertung der Testergebnisse

Die Ablesung der Testreaktion beginnt nach 24stündiger Liegezeit der Epikutanprobe in folgender zeitlicher Reihenfolge:

Nach Abnahme des Testpflasters wird sich oft eine durch die Pflasterablösung bedingte traumatische Rötung erkennen lassen, welche die eigentlichen Testareale besonders bei negativer Reaktion noch verdeutlicht, die Beurteilung schwach positiver Reaktionen aber erschwert.

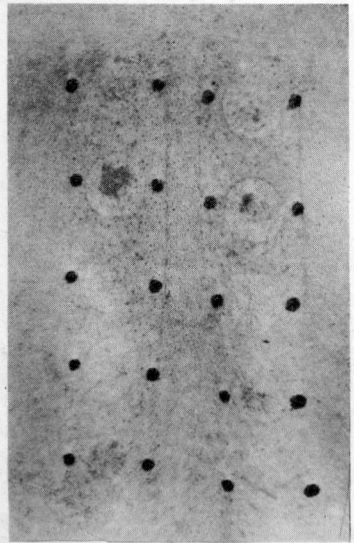

Abb. 15 Markierung der Teststellen mit 2%iger wäßriger Gentianaviolettlösung, um die Ablesung nach 48 Stunden eindeutig zu ermöglichen

Reste von Testmaterial und Pflaster werden mit einem äthergetränkten Wattebausch entfernt. Alle Teststellen werden dann mit einem Kugelschreiber oder mit 2%iger Gentianaviolettlösung durch Punkte klar markiert (Abb. 15).

Der Patient wird dann etwa eine viertel bis halbe Stunde warten, bis die 24-Stunden-Reaktion abzulesen ist. Inzwischen wird die Heftpflasterrötung weitgehend verschwunden sein, es sei denn, es liegt eine allergische Überempfindlichkeit gegen Pflasterbestandteile (Abb. 12) vor, die sich bis zur zweiten Ablesung des Tests, der 48-Stunden-Reaktion, sogar bis zum nässenden Kontaktekzem verstärken kann. Im Einklang mit den meisten Untersuchern bewerten wir den Testausfall in folgender Weise:

0	=	negative (keine Reaktion)
±	=	fragliche Reaktion
+	=	schwach positiv (deutliches Erythem)
+ +	=	positiv (Erythem und Infiltrat, Knötchenbildung)
+ + +	=	stark positiv (Erythem, Infiltrat, Bläschenbildung, Erosion)

Von einigen Autoren werden Blasenbildung, Erosion, über den Testbezirk hinausgehende Entzündungen mit + + + + gekennzeichnet. Gelegentliche toxische Reaktionen werden von uns nicht abgestuft, sondern nur mit „toxisch" beurteilt. Wenn die Möglichkeit besteht, sollte auch nach 72, eventuell sogar nach 96 Stunden nochmals abgelesen werden. Das ist zu empfehlen bei am 2. Tag erst schwach positiv gewordenen Tests oder negativen Reaktionen, die nach der Vorgeschichte eigentlich hätten positiv ausfallen sollen. Nach unseren Erfahrungen ergeben z. B. Chromverbindungen, Neomycin, Penicillin, Furacin manchmal erst nach 3 bis 5 Tagen positive Testbefunde.

Eines der praktisch wichtigen Probleme ist die Abgrenzung der toxischen gegen allergische Reaktionen, für die die in Tab. 6 aufgeführten Regeln gelten können.

Im allgemeinen sind bei den bekannten und in den Test- und Konzentrationstabellen aufgeführten Allergenen keine toxischen Kontaktreaktionen zu erwarten und deshalb auch keine Kontrollreaktionen erforderlich. Falsch positive oder unklare, nicht sicher interpretierbare Befunde können auftreten, wenn

— zwar auf „gesunder Haut", aber doch im Zustand eines sonst weit ausgebreiteten, akuten Ekzems getestet wird,

Tabelle 6

Abgrenzung toxischer gegen allergische Reaktionen

Toxische Reaktion	Allergische Reaktion
häufiger stark positiv	seltener stark positiv
Höhepunkt der Reaktion meist innerhalb 24 Stunden	Höhepunkt der Reaktion oft erst nach 24 bis 48 bis 72 Stunden
Begrenzung auf das Testpflaster	bei starker Reaktion über den Läppchenrand hinausgehend (Abb. 16)
bei allen Versuchspersonen positiv-unspezifisch!	nur bei Sensibilisierten positiv-allergenspezifisch!
bedeutungsvoll für die Stärke der Reaktion sind Konzentration, Menge und Einwirkungsdauer	weniger bedeutungsvoll für die Stärke der Reaktion sind Konzentration, Menge und Einwirkungsdauer

— auf gerade „abgeheilter" Ekzemhaut oder in der Nähe noch vorhandener akuter Ekzeme Tests angelegt werden.

Beides sollte man vermeiden oder als Ausnahmen betrachten. Zahlreiche positive Reaktionen bei einem Patienten ohne erkennbaren
Zusammenhang mit der Anamnese mahnen zur Vorsicht bei der
Beurteilung und Annahme einer „polyvalenten Sensibilisierung". Die
Wiederholung der Läppchenproben nach Abheilung des Ekzems wird
vielleicht viel magerere, aber richtigere Ergebnisse vermitteln. Eine
solche „unspezifische Polyvalenz" mit teilweise falsch positiven Reaktionen wird unter Beachtung der obigen Regeln aber verhältnis-
mäßig selten sein.

Auch die im 2. Weltkrieg und in der unmittelbaren Nachkriegszeit
häufig gefundenen polyvalenten Sensibilisierungen mit Seifen (im
chemischen Sinn) oder sog. „Seifen" (Detergentien in Stückform)
waren meist Fehlbeurteilungen. Besonders durch unkontrollierte, zu
hoch dosierte Einwirkung dieser Reinigungsmittel während des Epikutantests kamen toxische Reaktionen zustande. Seifen sensibilisieren
entweder gar nicht oder durch ihre Duftstoffe! In modernen Wasch-
mitteln (für Wäsche) sind teilweise kleine Mengen von Nickel nachgewiesen worden, die als bekannte Kontaktallergene ähnliche Bedeutung wie die Spuren von Chrom (VI) im Zement haben können.

Bei Hautkranken, die längere Zeit mit antibakteriellen und kortikosteroidhaltigen Salben behandelt worden sind, werden oft allergische Kontaktreaktionen gegen eine Vielzahl der bei ihnen angewandten Lokaltherapeutika gefunden. Diese Reaktionen werden dann nicht selten auch als Ausdruck einer polyvalenten Sensibilisierung gewertet. Bei genauer Beschäftigung mit der Zusammensetzung dieser Medikamente erkennt man heute oft als einzig verantwortliches Allergen das Neomycin. Alle in diesem Fall gefundenen positiven Tests sind dann nicht Ausdruck einer polyvalenten, sondern einer monovalenten durch Neomycin bedingten Kontaktallergie!

Als letztes Beispiel einer Pseudopolyvalenz sei die *„Gruppensensibilisierung"* angeführt, da ihre Erkennung für den Getesteten ebenso wie für den behandelnden Arzt von wesentlicher praktischer Bedeutung ist. Unter dem Begriff Gruppen- oder Kreuzreaktion (cross reaction) ist die allergische Kontaktreaktion (der Haut) auf chemisch durch gleiche Molekülgruppen gekennzeichnete Verbindungen zu verstehen. Als bekanntestes Beispiel ist die Paragruppensensibilisierung zu nennen, die sich meist auf die paraständigen Aminogruppen am Benzolkern einer Verbindung bezieht (Tab. 7, s. auch S. 131).

Tabelle 7

Einige der wichtigsten Medikamente mit paraständiger Aminogruppe am Benzolkern

p-Aminobenzoesäureäthylester (Anaesthesin)	Hämorrhoidalsalben, Ulcus-cruris-Salben, Lutschtabletten bei Angina und Mundschleimhaut-Affektionen
p-Aminobenzoesäure und Derivate	Lichtschutzsalben
Novocain (Procain), Pantocain u. ä. Verbindungen	Depot-Procain-Penicilline, Lokalanästhesie!
Pellidol	granulationsanregende Salben
Sulfonamide	Chemotherapie, antibakterielle Salben und Puder
Sulfonylharnstoffe	orale Antidiabetika
p-Aminosalizylsäure	PAS-Tuberkulosebehandlung

Dazu kommen Stoffe, denen wir in vielen Bereichen der Umwelt (Beruf, Hobby, Kosmetik, Kleidung usw.) begegnen können:

p-Phenylendiamin	Farben, Gummi, Photographie
p-Toluylendiamin	Haarfarben, Pelzfarben
p-Aminophenole	Photoentwickler

(Weitere Einzelheiten bei Spier 1959 und Gronemeyer 1967.)

Ein Patient erhielt früher Marfanil-Prontalbin (MP)-Puder wie die meisten Verwundeten während des 2. Weltkrieges oder bei Unfallverletzungen. Nach erneutem Kontakt kann der Betreffende auch nach vielen Jahren nicht nur auf diese Verbindungen, sondern auch — möglicherweise ohne sie je erhalten zu haben oder mit ihnen in Berührung gekommen zu sein — auf andere Medikamente allergische Reaktionen bekommen, da sie ebenfalls para-Aminobenzolverbindungen darstellen.

Aus dem Gesagten darf aber nicht der Schluß gezogen werden, Sensibilisierungen gegen mehrere Stoffe bei demselben Kranken kämen nicht vor. Die Kombination von beruflichen, außerberuflichen und besonders iatrogenen Noxen kann zu Kontaktekzemen führen, die durch chemisch ganz unterschiedliche Allergene zustande gekommen sind oder unterhalten werden. Gleichzeitig positive Läppchentests z. B. für Nickel, Gummibestandteile, Neomycin oder Antimykotika sind keine Seltenheit. Besonders gefährdet sind Kranke mit chronischen Ekzemen oder Ulcera durch varikös bedingte Stauungen der Unterschenkel. Hier findet sich besonders häufig die Sensibilisierung mit mehreren Medikamenten (vgl. S. 45). Es ist nur fraglich, ob man unbedingt bei 3 bis 5 positiven Reaktionen von „Poly"-Valenz sprechen sollte (vgl. auch Abb. 16).

Neben- und Begleitreaktionen

Ganz allgemein kann der Läppchentest bei richtiger Anwendung als eine ungefährliche Testmethode gelten. Trotzdem sei hier einiges über die möglichen erwünschten und unerwünschten Folgen des Epikutantests besprochen: Positive, etwas juckende Reaktionen sind nach wenigen Tagen wieder abgeheilt. Kommt es zu einer mit Bläschen oder gar Blasen (selten!) verbundenen, stark positiven Reaktion, evtl. noch mit Ausbreitung in die nähere Umgebung des Testbezirkes, so ist die übliche Ekzembehandlung angezeigt. Testreaktionen (z. B. durch Kaliumbichromat, Abb. 17) können monatelang als chronische, lichenifizierte Ekzemherde bestehen bleiben.

Im Sinne einer Lokalreaktion können sich noch vorhandene Ekzeme ausbreiten oder bereits abgeheilte Herde wieder aufflammen. Neben der äußerlichen wird dann vielleicht auch die innerliche Anwendung von Kortikosteroiden erforderlich werden.

Es ist ratsam, den Patienten möglichst vor der Testung über den Zweck der Läppchenproben (Auffindung der Ursachen seines Ekzems) und das Ziel — künstliche Erzeugung eines kleinen Ekzemherdes an den Teststellen — aufzuklären. Ist der Kranke soweit mit „seiner"

Testung vertraut, so wird er stark positive Reaktionen verstehen und den Erfolg des Tests vielleicht mit der gleichen Befriedigung wie der testende Arzt zur Kenntnis nehmen.

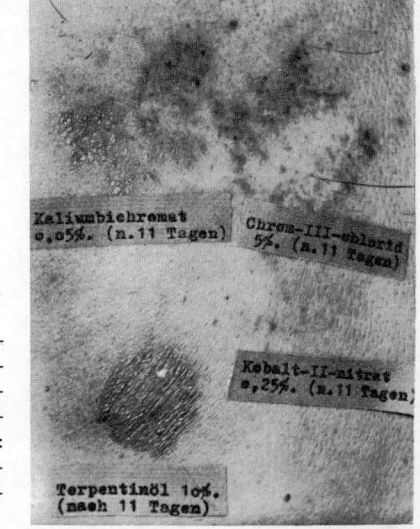

Abb. 16 Hautreaktion eines Patienten mit bekannter Sensibilisierung gegen Chromverbindungen und Terpentin. Trotz Verminderung der Testkonzentration: Überlange Dauer der Testreaktion, Ausbreitung über den Testbezirk hinaus

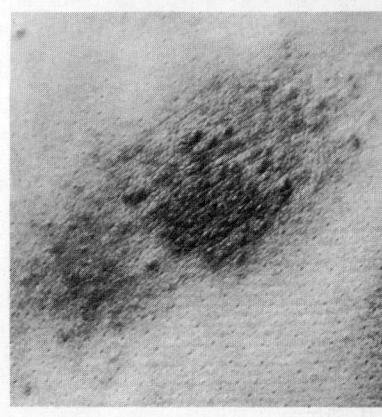

Abb. 17 Epikutantest mit 0,5 % Kaliumbichromat nach 7 Monaten. Die Reaktion war bereits nach 24 Stunden ++ zu bewerten

Es sei nicht verschwiegen, daß wir auch schon unerwünschte und vermeidbare Folgen von Epikutantests gesehen haben. Sie waren bei Nichtbeachtung der üblichen Regeln durch zu hohe Testkonzentrationen oder Anwendung unbekannter Stoffe mit starker Hautreizwirkung entstanden. Dadurch bedingte Narben können zu Regreßansprüchen des Patienten führen.

Bei einem Plattenleger hatten wir kosmetisch störende Keloide am Unterarm zu begutachten, die nach Skarifikation und anschließender Testung mit Chromsalzen und Phenol aufgetreten waren (Abb. 18).

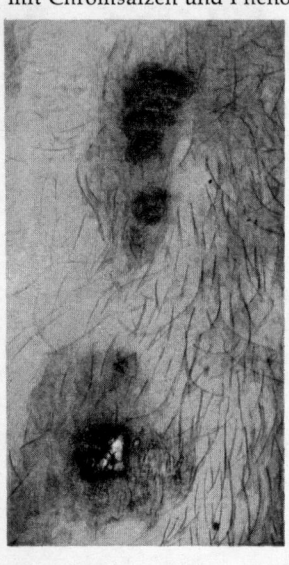

Abb. 18   Keloide bei einem 25jährigen Plattenleger, 6 Monate nach der Epikutantestung mit vorausgegangener Skarifikation

Die Frage nach einer durch die Epikutantestung entstehenden Sensibilisierung ist bei den Testfolgen zu überlegen. Sie ist aber überwiegend theoretischer Natur. An der Möglichkeit ist bei Verwendung starker Kontaktallergene in hoher Konzentration nach den Ergebnissen der experimentellen Ekzemforschung nicht zu zweifeln (REGULA 1972). Praktisch bedeutungsvoll wird sie dann, wenn dieselben Testsubstanzen häufig und in zu hohen Konzentrationen auf die vielleicht sogar vorher traumatisierte Haut gebracht werden. Epikutantests, die erst nach 8 bis 10 Tagen und mehr positiv werden, müssen an eine durch die Testung entstandene Sensibilisierung denken lassen. Der Verdacht wird bestätigt, wenn bei erneuter Testung unter gleichen Bedingungen bereits nach etwa 48 Stunden eine positive Reaktion auftritt.

Die Testung mit unverdünnten Epoxydharz-Monomeren, welche eine hohe sensibilisierende Fähigkeit besitzen, ist als Kunstfehler anzusehen (MALTEN 1968). Zu warnen ist im gleichen Sinne auch vor

Primelextrakten, Paraaminophenol, 4,4 Dioxydiphenyl und Phenyl-acetataldehyd. Aufgrund eigener Untersuchungen möchten wir folgenden Kontaktallergenen am ehesten die seltene Möglichkeit, bei der Epikutantestung zu sensibilisieren, einräumen: Neomycin, Furacin, Chrom(III)-chlorid, evtl. auch p-Penylendiamin, p-Aminobenzoesäure-äthylester (Anaesthesin) und Penicillin. Daraus ergibt sich eine Verpflichtung zur genauen Indikationsstellung und zur Beachtung der sachgemäßen Ausführung der Läppchenproben.

Störungen des Reaktionsausfalles

„Falsch negative" oder abgeschwächte Testbefunde entstehen bei fehlerhafter Testtechnik, zu niedrigen Konzentrationen der Kontaktallergene, ungenügend langer Beobachtungszeit, auf schlecht durchbluteter Haut, bei Fieber oder unter dem Einfluß innerlicher Kortikosteroidgaben (mindestens 30 mg Prednison bzw. äquivalente Dosen anderer Kortikosteroide). Selbstverständlich ist auch nicht auf einem lokal mit Kortikosteroiden unmittelbar vorher behandelten Hautareal zu testen. Innerlich verabfolgte Antihistaminika in üblicher Dosierung haben dagegen keinen erkennbaren Einfluß auf den Ausfall der epikutanen Testreaktionen.

Praktische Folgerungen

Welche Konsequenzen ergeben sich aus einer sachkundig angelegten und vom Erfahrenen beurteilten epikutanen Testung?

Das Ergebnis der Testung wird mit dem Patienten besprochen. Er wird angehalten, die positiv getesteten Stoffe zu meiden. Diese Aufforderung wird sein Verständnis finden, wenn Zusammenhänge zwischen Anamnese, Testbefund und Kontaktekzem erkennbar sind. Schwierigkeiten treten dann auf, wenn die nachgewiesene Sensibilisierung wahrscheinlich oder anscheinend keine Aktualität für das jetzige Ekzemgeschehen hat. Die Erfahrung des Testenden und sein Wissen um das Vorkommen von Kontaktallergenen in Berufsstoffen, Medikamenten, der Umwelt usw. werden bei der Interpretation solcher Befunde von ausschlaggebender Bedeutung sein. Hier liegt auch die Problematik für die Bewertung von Epikutantests in der Begutachtung.

Handelt es sich um eine iatrogene Sensibilisierung, so wird außerdem ein Allergieausweis ausgestellt. Bei positiven Berufsstoffen, die den Verdacht als Ekzemursache erwecken, ist eine grüne „Anzeige über eine Berufskrankheit" beim zuständigen Staatlichen Gewerbearzt oder

der entsprechenden Berufsgenossenschaft zu erstatten. Gegebenenfalls müssen Hausarzt und Werksarzt verständigt werden.

Der Epikutantest ist zwar eine technisch einfache diagnostische Probe, die es aber zum „Beweis" des ursächlichen Zusammenhanges ermöglicht, die zu untersuchende Krankheit vor unseren Augen ohne große Beeinträchtigung des Patienten im kleinsten Modell entstehen zu lassen. Sein praktisch wichtigstes Anwendungsgebiet ist das allergische Kontaktekzem. Jedem daran interessierten Arzt ist zu empfehlen, sich mit der Methodik vertraut zu machen und sich eine ausreichende Erfahrung zu verschaffen. Die einfache Technik darf nicht dazu verleiten, ohne spezielle Kenntnisse der dermatologischen Diagnostik, der Allergenkunde (im weitesten Sinn) und der Beurteilungsmöglichkeiten der Testreaktionen den Epikutantest zur Grundlage ärztlichen Handelns oder folgenschwerer Gutachtenentscheidungen zu machen. Bei Nichtbeachtung der Konzentrationsvorschriften für Testsubstanzen sind Hautschädigungen keine seltenen Überraschungen.

Über den Wert der Läppchenproben sind sich heute die meisten Untersucher einig. Aber wie für alle Testmethoden zur Aufklärung allergischer Krankheiten gilt auch hier — testen soll nur, wer testen kann!

Literatur

Bandmann, H.-J.: Methoden der einfachen Epicutantestung oder die Läppchenprobe. Arch. klin. exp. Derm. 237 (1970) 425

Bandmann, H.-J., U. W. Dohn: Die Epicutantestung. Bergmann, München 1967

Bloch, B.: Referate über Ekzem. Pathogenese. 13. Kongreß der Dtsch. Dermatologischen Ges. München 1923. Arch. Derm. Syph. (Berl.) 145 (1924) 34

Braun, W.: Iatrogene Sensibilisierung und Beinleiden. Med. Klin. 65 (1970) 506

Burckhardt, W.: Die beruflichen Hautkrankheiten. In: Handbuch der Haut- und Geschlechtskrankheiten. Ergänzungswerk, Bd. II/1, hrsg. von J. Jadassohn, Springer, Berlin 1962

Fregert, S., N. Hjorth, B. Magnusson, H.-J. Bandmann, C. D. Calnan, E. Cronin, K. Malten, C. L. Meneghini, V. Pirilä, D. S. Wilkinson: Epidemiology of Contact Dermatitis. Trans. St. John's Hosp. Derm. Soc. (Lond.) 5 (1969) 17

Gronemeyer, W.: Arzneimittelallergie einschließlich Serumkrankheit. In: Lehrbuch der klinischen Allergie, hrsg. von K. Hansen, M. Werner. Thieme, Stuttgart 1967

Jadassohn, J.: Zur Kenntniss der Arzneiexantheme. Arch. Derm. Syph. 34, 103 (1896). Bericht V. Congress D. derm. Ges. Graz, 23.—25. Sept. 1895

Kimmig, J., P. Schmidt: Krankheiten infolge perkutaner Allergeninvasion. In: Lehrbuch der klinischen Allergie, hrsg. von K. Hansen, M. Werner. Thieme, Stuttgart 1967

Malten, K. E.: Prophetische und diagnostische Läppchentests (mit Kunstharzen). Berufsdermatosen 16 (1968) 231

Regula, M.: Untersuchungen über iatrogene Kontaktsensibilisierungen durch epikutane Testungen. Medizinische Dissertation, Heidelberg 1972

Schulz, K. H.: Berufsdermatosen. In: Dermatologie und Venerologie, Bd. V/1, hrsg. von H. A. Gottron, W. Schönfeld. Thieme, Stuttgart 1963—65

Spier, H. W.: Funktionelle Hautprüfungen bei allergischen Krankheiten. In: Dermatologie und Venerologie, Bd. III/1, hrsg. von H. A. Gottron, W. Schönfeld. Thieme, Stuttgart 1959

Diagnostische Bedeutung
und klinische Interpretation der Hautproben

Von M. WERNER

Allzuoft wird in Praxis und Klinik der positive Ausfall einer „allergischen" Hautreaktion mit „Allergie" allgemeinhin und auch der Aussage nach gleichgesetzt. Eine derartige Gleichstellung verkennt den wahren Sachverhalt, denn aus dem klinischen Erscheinungsbild der Hautreaktion ist nicht auf ihre Auslösungsursache zu schließen. Es ist zu bedenken, daß z. B. das megaskopische Bild der „positiven" urtikariellen Frühreaktion nicht nur durch den allergischen Reaktionsmechanismus, sondern durch verschiedenartige Auslösungsanlässe hervorgerufen wird, so durch pharmakodynamische Stoffe wie Histamin, Serotonin, biologisch aktive Globuline usw. oder bei disponierten Probanden auch durch lokale Wärme, Kälte oder mechanische Reize. Entsprechendes gilt auch für das klinische Bild der epikutanen Spätreaktion, das durch allergische und auch durch toxische Mechanismen gleichförmig gestaltet wird. Für diese Reaktionsbilder gilt in gleicher Weise wie für alle allergischen Manifestationen in der Klinik der Satz, daß das Symptom nicht die Signatur seiner Entstehung trägt (HANSEN).

Bei dieser Sachlage müssen sich dem diagnostizierenden Arzt folgende Fragen stellen:

— Besitzen die allergischen Hautreaktionen morphologische oder funktionelle Kriterien, die für die allergische Pathogenese typisch sind?

— Welche Gesichtspunkte sind der klinischen Interpretation dieser Hautproben überhaupt zugrunde zu legen?

Die Beantwortung dieser Fragen ist deshalb auch von erheblicher Bedeutung, weil sich der praktische diagnostische Wert von Hautreaktionen nur aus ihrer sachkundigen Interpretation durch den diagnostizierenden Arzt ergibt.

Morphologisches Bild der allergischen Hautproben

Intrakutane Frühreaktion

Dem klinischen Ablauf nach lassen sich eine kurzfristig und eine verzögert abklingende und eine retardiert verlaufende („halbverzögerte")

Reaktionsart unterscheiden. Die allergische Frühreaktion bildet ihr volles Erscheinungsbild innerhalb von 20 bis 30 Minuten nach der intrakutanen oder kutanen Applikation des Allergens aus (Abb. 3): Eine teigig-erhabene, oft in Pseudopodien auslaufende zentrale Quaddel von blaßrosa Farbe ist von einem breiten, flächigen unscharf begrenzten, roten Hof umgeben (Bild der Lewis-Trias). Die zentrale Reaktionsquaddel entwickelt sich unmittelbar aus der Injektionsquaddel und bildet sich im allgemeinen innerhalb von 60 bis 90 Minuten wieder vollständig zurück (kurzfristig abklingende Reaktion). Im Ablauf und im Erscheinungsbild gleichen sich diese kurzfristige allergische Frühreaktion, die Histaminreaktion und die durch entsprechende biogene Amine provozierte Reaktion. Dem megaskopischen und klinischen Verhalten nach ist also diese allergisch ausgelöste Frühreaktion nicht spezifisch; spezifisch ist sie nur durch ihre stoffliche Ursache, nämlich das pharmakodynamisch inaktive Allergen. Exzessiv ausgebildete urtikarielle Reaktionen benötigen zur Rückbildung manchmal 3 bis 6 Stunden, dabei bleibt die zentrale Quaddel länger erhalten als der rote Hof (verzögert abklingende Reaktion).

Aufgrund eigener Untersuchungen ist aber der histomorphische Befund für die allergischen Frühreaktionen charakteristisch (Abb. 19). Das feingewebliche Bild dieser urtikariellen Reaktion weist drei formalgenetisch zusammengehörende reaktive Veränderungen auf:

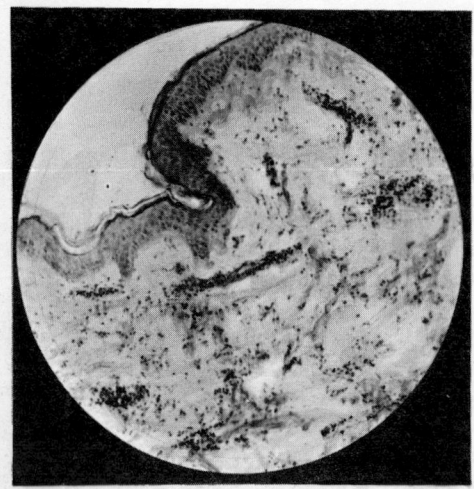

Abb. 19 Übersicht einer verzögert abklingenden Frühreaktion bei einer 44-jährigen Gärtnerin mit hochgradiger Narzissenpollenallergie (Asthma bronchiale) (eigene Beobachtung)

— Exsudative Befunde am Bindegewebe und an den Gefäßwänden sind obligat. So kommt es zur Ausbildung eines interstitiellen Ödems mit Dissoziation der kollagenen Faserbündel, zu dem bei starker Reaktion vornehmlich im oberen Korium des Quaddelzentrums Verbreiterung oder Aufquellung der Bindegewebsfibrillen tritt. Weite Lymphkapillaren und perivaskuläre Räume vervollständigen dieses Bild. Entsprechende Veränderungen sind an den Wandstrukturen der Gefäße der Endstrombahn zu finden: An den Kapillaren (Abb. 20) kommt es zur Schwellung der Endothelien und des Grundhäutchens („Kapillaritis"!), an den Arteriolen zu Verbreiterung, Auflockerung und Verwerfung der Mediaschichten.

— Kreislaufveränderungen stellen sich im Quaddelbereich als mit Plasma gefüllte Kapillaren und Arteriolen (Vasa serosa) oder als hyperämische Kapillaren dar, in denen die Erythrozytensäulen stellenweise „Geldrollenform" annehmen. In der Subkutis und auch im Bereich des umgebenden Erythems sind die kleinen Venen und Kapillaren leukozytenreich; eine Leukozytenemigration ist in wechselndem Ausmaß anzutreffen.

— Die zelluläre Reaktion ist in der Frühreaktion schon nach 20 bis 30 Minuten fallweise so ausgeprägt, daß sich die Gefäße durch eine perivaskuläre Zellanhäufung markant hervorheben (Abb. 19). Dabei bestehen die Zellmäntel der arteriellen Gefäßanteile im Quaddelzentrum aus lymphohistiozytären Zellen, die der kleinen Venen und der benachbarten Kapillaren aus eosinophilen und neutrophilen Leuko-

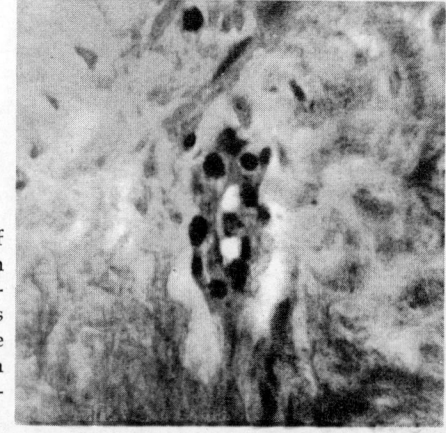

Abb. 20 Frühreaktion auf Fischextrakt (1:1000) bei einem 47jährigen Fischallergiker. Kapillare mit Verquellung des Grundhäutchens. Eosinophile Leukozyten intravasal und in Emigration (eigene Beobachtung)

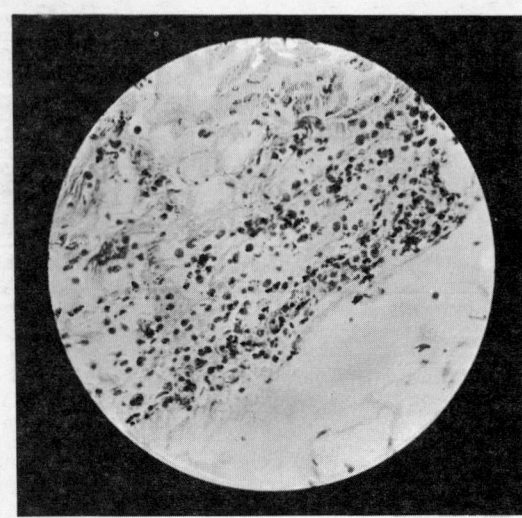

Abb. 21 Frühreaktion bei einem Fischallergiker (s. auch Abb. 20); „Zellbarriere" an der Korium-Subkutis-Grenze (eigene Beobachtung)

zyten. Die lebhafte Emigration von eosinophilen Zellen ist auffällig; eine an Eosinophilen reiche Anhäufung tritt als „Zellbarriere" an der Korium-Subkutis-Grenze schon in den Frühstadien deutlich hervor (Abb. 21).

Alle diese feingeweblichen Befunde sind bei der verzögert abklingenden Reaktion, also nach 3 bis 6 Stunden, noch ausdrücklicher vorhanden. Eine Aufquellung des Bindegewebes in umschriebenen Quaddelbezirken ist immer anzutreffen; oft kommt es in der Subkutis des Reaktionszentrums zu lokalisierten Verquellungen mit starker leukozytärer Infiltrierung und Nekroseherden. BERGER u. LANG (1931) haben bei einer Intrakutanreaktion nach 7 Stunden in der Subkutis und im Korium eine dichte Zellulation vorgewiesen, die einer „Abszedierung" gleichkommt (Abb. 22). Eine Hautnekrose im vorgängigen Quaddelbereich bildet sich unter den üblichen klinischen Kautelen nicht aus.

Wenn wir die feingeweblichen Befunde der kurzfristig ablaufenden Reaktion mit denen der megaskopisch gleichförmigen Histaminreaktion vergleichen, so ergeben sich neben Übereinstimmungen auch eindeutige Unterschiede. Das Ödem des Bindegewebes und die Dissoziation der kollagenen Faserbündel sind beiden Reaktionen gemeinsam; bei der Histaminreaktion sind aber herdförmige Verquellungen im Bindegewebe sowie Ödem und

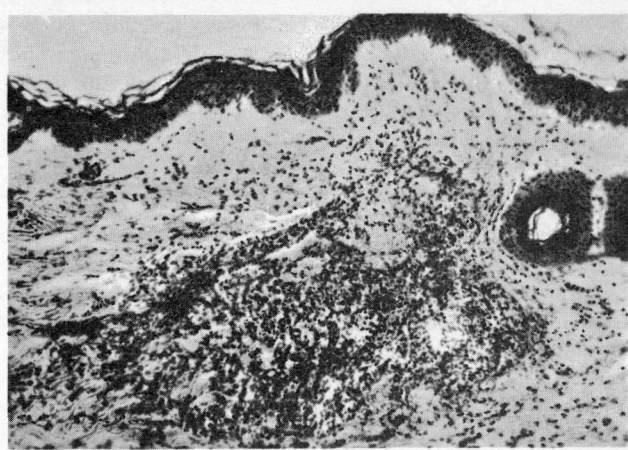

Abb. 22   Verzögert abklingende 7-Stunden-Reaktion bei Mehlallergie. Übersicht des Reaktionszentrums; „Abszedierung" (aus W. BERGER, J. LANG: Beitr. path. Anat. 87 [1931] 71)

Verbreiterung oder Verwerfung der Arteriolenwand nicht anzutreffen. Die Kreislaufveränderungen, erkennbar an den Vasa serosa und an den hyperämischen Kapillaren und Venolen, sind bei der Histamin- und der allergischen Frühreaktion in analoger Weise ausgebildet. Bei der 20minütigen Histaminreaktion fehlt aber die perivaskuläre Zellulation, die bei der allergischen Frühreaktion so markant ist; es findet sich bei der Histaminreaktion zwar auch eine intravasale eosinophile Leukozytose, aber keine entsprechende Zellemigration. Bei der allergischen Reaktion ist die Zellulation im Gewebe ausgesprochen; sie kommt besonders in der Subkutis zur Darstellung. Aber während in diesem Gewebebereich bei der Histaminreaktion eine auffallend geringe zelluläre Beteiligung zu konstatieren ist, ist sie bei der allergischen Frühreaktion so stark, daß es zur Ausbildung einer „Zellbarriere" kommt. BERGER u. LANG (1931) möchten diese unterschiedlichen Befunde auf eine geringer ausgebildete „Entzündungsintensität" bei der Histaminreaktion zurückführen.

Die histomorphischen Befunde nach der Injektion von Serotonin sind denen der Histaminreaktion identisch; auch nach Serotonin zeigt sich also an den feingeweblichen Befunden eine gegenüber der allergischen Frühreaktion abgeschwächte Entzündungsintensität. Eine retardiert verlaufende oder halbverzögerte Frühreaktion kommt durch diese Mediatorstoffe im allgemeinen nicht zur Ausbildung.

Diese morphischen Befunde und ihre Vergleiche lassen bezüglich der funktionellen Pathologie folgende Schlüsse zu:

— Das feingewebliche Bild der allergischen Frühreaktion ist in seiner Komplexität weder durch Histamin noch durch Serotonin zu reproduzieren. Es ist danach unwahrscheinlich, daß eine dieser Mediatorsubstanzen der alleinige pathogene Wirkungsfaktor für die Auslösung dieser Frühreaktion ist; es muß vielmehr ein komplexerer Mechanismus vorliegen. Letztgültige Ergebnisse der Immunochemie bestätigen diese Annahme.

— Die histopathologischen Befunde mit den exsudativen Veränderungen am Bindegewebe und an den Gefäßwänden, mit der erhöhten Gefäßpermeabilität, mit den Kreislaufalterationen in der Endstrombahn, mit der lebhaften Zellemigration und der eosinophilen Gewebezellulation lassen die allergische Frühreaktion als „perakute Entzündung" klassifizieren. Feingeweblich bieten sich neben der ausgesprochenen Beteiligung eosinophiler Leukozyten dabei alle Bilder der Entzündung, und zwar von der serösen Entzündung bei den schwachen Reaktionen bis zur hämorrhagischen Entzündung mit Nekrosen bei den starken Reaktionen der verzögert abklingenden Verlaufsart.

Analoge Verhältnisse lassen sich im Tierexperiment durch Variationen von Sensibilisierungsgrad und Allergenmenge reproduzieren; dabei wird die stärkste Reaktion vom „Arthus-Phänomen" repräsentiert. Bezüglich unterschiedlicher effektiver Antikörper beim Arthus-Phänomen und bei der allergischen Frühreaktion sei auf den folgenden Beitrag von A. de Weck verwiesen. Für das Arthus-Phänomen sind durch elektronenmikroskopische Untersuchungen der letzten Jahre präzipitierende Antikörper und das zu ihnen gehörende Präzipitat nachgewiesen.

— Bei Berücksichtigung der relativ kleinen Auslösungsmenge des pathogenen Allergens, der übersteigerten Reaktionsfolge sowie des raschen Reaktionsdekurs und bei Vergleich mit der Histamin- und Serotonin-Reaktion hat die allergische Frühreaktion den Charakter einer ausgesprochen hyperergischen Entzündung.

Aufgrund dieser Kriterien ist die intrakutane Frühreaktion als hyperergische Entzündung allergischer Pathogenese anzunehmen.

Epikutane Spätreaktion

Die epikutane Testreaktion (Abb. 13b u. 14b), die vor allem für die Klärung von Pathogenese und Ätiologie der Kontaktekzeme herangezogen wird, kann auch als kutangezielte Expositionsprobe gelten. Ihr Reaktionsbild manifestiert sich als „experimentelles" allergisches Kontaktekzem. Auf den Applikationsbereich beschränkt, imponiert es in Abhängigkeit vom Sensibilisierungsgrad, der Expositionsdauer

usw. als einfaches Erythem (z. B. schon nach 12stündiger Allergeneinwirkung), aber auch mit Follikelschwellung, Quaddel- oder Bläs-
chenbildung, sogar mit petechialer Blutung oder oberflächlicher Nekrose. Zur Ausbildung dieses die Bewertung bestimmenden megaskopischen Bildes bedarf es im allgemeinen der Allergeneinwirkung von
12 und mehr Stunden. Schon diese relativ lange Ausbildungszeit klas-
sifiziert die epikutane Testreaktion als „Spätreaktion" katexochen.

Aus dem klinischen Bild ist nicht auf die allergische Pathogenese zu
schließen; gewisse pathogenetische Aufschlüsse vermag aber der feingewebliche Befund zu geben (MIESCHER 1961, BANDMANN 1960, WER-
NER 1953). Als erste mikroskopisch sichtbare Veränderung, die BAND-
MANN (1960) bereits nach einstündiger Expositionsdauer feststellte, ist
eine Spongiose in den basalen Schichten des Stratum spinosum der
Epidermis erkennbar. Dieses intraepidermale, interzelluläre Ödem
bildet sich zunächst ohne eine sichtbare Schädigung der betroffenen
Stachelzellen aus; erst später stellen sich intrazellulär umschriebene
helle Plasmabezirke dar, die in Zellvakuolen übergehen können, während die Zellkerne pyknotisch werden. Gleichzeitig mit der Spongiose

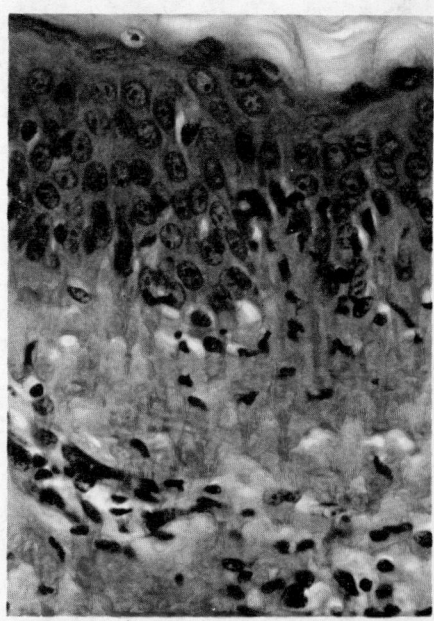

Abb. 23 Umschriebene basale
Spongiose und lymphozytäre
Infiltration vom oberen Korium ausgehend. Epikutanreaktion auf 5 % Benzocain nach
12 Stunden (Die Abbildung
stellte H. J. BANDMANN zur
Verfügung.)

entwickeln sich perivaskuläre, lymphozytäre Infiltrate in der oberen Schicht des Koriums (Abb. 23).

Im weiteren Verlauf zeichnen sich eine deutliche Vermehrung dieser lymphohistiozytären Infiltratzellen, ihre Durchsetzung der Papillarschicht des Koriums und der Epidermis im Spongiosebereich ab (Abb. 24); einzelne Lymphozyten dringen sogar in die spongiotischen Epi-

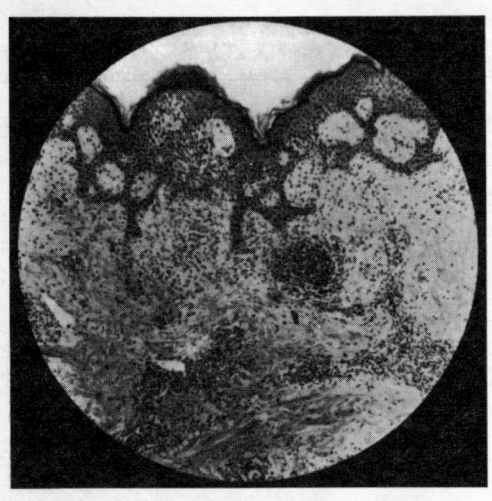

Abb. 24   24-Stunden-Epikutanreaktion auf Anaesthesin (eigene Beobachtung)

dermiszellen ein. Exsudative Befunde am Bindegewebe des Koriums (Ödem, Verquellungsherde, Lymphkapillarerweiterungen) und an den Gefäßwänden bleiben ebenso wie die Emigration eosinophiler und neutrophiler Granulozyten diskret. Die „akute exsudative Phase" wie bei der intrakutanen Frühreaktion steht also im Hintergrund. Aufgrund des feingeweblichen Bildes und seiner zeitlichen Ausbildung erscheint es berechtigt, den „Startpunkt" der Reaktion in den Epidermiszellen anzunehmen, deren Reagibilität damit eine bestimmende Rolle in der Genese der epikutanen Spätreaktion einzuräumen ist.

Aus ihren eingehenden histomorphischen Untersuchungen folgern MIESCHER (1961), BANDMANN (1960) u. a., daß die sich basal entwikkelnde und lymphozytär durchsetzte Spongiose das erste und vor allem pathognomonische Zeichen eines experimentellen *allergischen* Kontaktekzems ist. Diese Form der Spongiose läßt sich durch toxische Substanzen nicht hervorrufen; sie bildet sich nach einer Doppelexposition ausschließlich mit dem spezifischen Allergen besonders schnell und ungewöhnlich stark aus. Für ein *allergisches* Ekzem sprechen auch die von der experimentellen Pathologie geforderten strukturellen Grundphänomene der allergischen Spätreaktion, die bei diesen Epikutanreaktionen ebenfalls nachweisbar sind. WAKSMAN (1960) sieht als diese Grundphänomene folgende an:

— perivaskuläre Anhäufung von Lymphozyten und auch von Monozyten in der Nähe antigenhaltiger Gewebeformationen,

— Zunahme dieser Zellen durch Ansammlung oder auch durch Proliferation im weiteren Reaktionsverlauf,

— Durchsetzung der antigenhaltigen Zell- und Gewebeverbände mit Rundzellen,

— Zerstörung der antigenhaltigen geweblichen Formationen durch diese immunkompetenten Zellen (MEDAWAR).

Bei sachgemäßer Berücksichtigung des Auslösungsmodus und gemäß der sowohl von WAKSMAN (1960) als auch von MIESCHER (1961), BANDMANN (1960) und anderen festgelegten morphologischen Kriterien kann an der allergischen Auslösung der epikutanen Kontaktreaktion kein Zweifel bestehen; sie ist als eine Spätreaktion im Sinne des allergischen Kontaktekzems anzusehen.

Damit sind die Intrakutan- wie Epikutanreaktionen Folge des allergischen Auslösungsmechanismus oder der unabdingbaren Allergen-Antikörper-Reaktion. Ihr unterschiedliches klinisches Erscheinungsbild ist im wesentlichen durch die Verschiedenheit der effektiven Antikörperarten und durch den unterschiedlichen Applikationsort des Allergens, damit durch die Lokalisation der Antigen-Antikörper-Reaktion bedingt; der primäre Reaktionsvorgang spielt sich bei der Epikutanreaktion an Zell- und Gewebestrukturen, bei der Intrakutanreaktion aber humoral mit nachweislicher Freisetzung bestimmter Mediatoren ab.

Interpretation der Hautreaktionen

Die sachgerechte Interpretation der allergischen Hautreaktionen, die erst ihren diagnostischen Wert für die Klinik ausmacht, setzt nicht nur die genaue Kenntnis der strukturellen und funktionellen Mechanismen dieser Hautreaktionen, sondern auch die des klinischen Krankheitsbildes voraus. Aufgrund vielfältiger klinischer Beobachtungen ist als Regel anzunehmen, daß der Ausfall der allergischen

Hautprobe einen entsprechenden Sensibilisierungszustand anzeigt; eine positive Hautreaktion weist also die allergenspezifische Sensibilisierung des Probanden nach. Wenn sich eine Koinzidenz auch zwischen den klinischen Befunden (Symptomgestaltung und -zugehörigkeit, Eosinophilie, allergische Anamnese, Expositionsabhängigkeit) und dem Hautreaktionsausfall ergibt, bestehen hinsichtlich der Interpretation und der diagnostischen Bewertung der Kutanreaktionen keine Schwierigkeiten. Schwierig wird aber die Deutung in den Fällen, bei denen trotz erwiesener klinischer Sensibilisierung eine Bestätigung durch die Hautreaktion ausbleibt, oder in solchen Fällen, bei denen sich positive Hautreaktionen gegen Allergene ergeben, die keine ursächlichen Korrelate zu den gegebenen klinischen Manifestationen haben. Diese Diskrepanzen bedürfen für den Einzelfall der speziellen Klärung und der entsprechenden Ausdeutung.

Da aufgrund der morphischen Befunde daran festzuhalten ist, daß die allergischen Testreaktionen an der Haut durch die spezifische Allergen-Antikörper-Verbindung unmittelbar ausgelöst werden, müssen für die Fälle der fehlenden allergenspezifischen Hautreaktion bei erwiesener klinischer Sensibilisierung folgende Gründe in Betracht gezogen werden (s. auch S. 20), weshalb die allergenspezifischen Hautreaktionen ausbleiben können:

— Das aktuelle oder pathogene Allergen wurde nicht mitgetestet. So können z. B. in dem angewendeten Extraktgemisch die für den Einzelfall suspekten selteneren Pollenarten (Haselnuß-, Erlen-, Weiden-, aber auch Zuckerrüben- und Zyklamenpollen) oder die selteneren Schimmelpilzsporenarten fehlen, oder in Nahrungsmittelextrakten von Fleisch, Ei und Milch sind die allergenen Bestandteile des Tierfutters, im Honig die der Blütenarten und von Fleischkonserven die allergenen Zusätze (z. B. Molke, Kasein, Eiklar, Konservierungsmittel) nicht enthalten.

— Es wurde mit einem halbantigenen Substrat (z. B. Medikamenten, Chemikalien, Nahrungsmittelbestandteilen) getestet, das vorher einer in-vitro- oder in-vivo-Schienung bedurft hätte.

— Infolge eines unmittelbar vorhergegangenen „allergischen Anfalls" ist der Antikörperbestand erschöpft oder das Antikörperverteilungsmuster in den Gewebeformationen der Haut gestört. Eine Epikutanprobe soll nicht unmittelbar nach einer Dermatitis oder einem Ekzemschub und eine Intrakutanprobe nicht nach einem hämatogenen Manifestationsausbruch angestellt werden; ein hinlänglich „freies Intervall" ist daher für die Hautprüfung am geeignetsten.

— Ein zu frühes Stadium in der Sensibilisierung liegt vor; es fehlt noch ein ausreichender ubiquitärer Antikörpergehalt.

— Nach einer spezifischen Desensibilisierung kann es nicht mehr zu einer allergischen Hautreaktion kommen.

— Durch die Wirkung von Medikamenten aus der Reihe der Adrenergika, der Kortisone oder der Antihistaminika wurde die hyperergische Gewebereaktion abgeschwächt, aufgehoben oder aber „maskiert". So bilden sich durch die Injektion von 0,5 ml Suprarenin (1:1000) die im Zeitraum von einer Stunde danach gesetzten Intrakutanreaktionen erheblich schwächer aus. Durch eine vorangehende Kortisonbehandlung kommt es in Abhängigkeit von Dauer und Dosis zu einer Abschwächung, aber nicht zu einer Unterdrückung der allergischen Hautreaktionen; dabei zeigt sich, daß vornehmlich die starken intrakutanen Testreaktionen und nicht so sehr die schwach positiven sowie die epikutanen beeinträchtigt werden. Durch Antihistaminika und durch Cyproheptadine (Serotonin- und Histaminantagonisten) wird vorwiegend die Ausbildung des reaktiven Erythems und weniger die der zentralen Quaddel gehemmt. Bei den Cyproheptadinen ist der Effekt besonders evident. Aus diesen Feststellungen sind folgende Schlüsse zu ziehen: Adrenergika sollten 2 bis 3 Stunden, Kortisonpräparate und Antihistaminika wenigstens 2 bis 3 Tage und Cyproheptadine 3 bis 4 Tage vor Durchführung einer Kutandiagnostik nicht mehr verabreicht werden.

— Die allgemeine Reagibilität der Haut im Testbereich ist gestört. Bekannt ist das schlechte Reaktionsvermögen der Haut im Greisenalter, bei einer Hyperkeratosis oder Ichthyosis, bei schlechtem Turgor infolge Wasserverarmung, bei leichtem Ödem, bei Neurodermitis, aber auch die „unberechenbare" Reagibilität bei Fieber, bei Hyperämie nach Ultraviolett- oder Sonnenbestrahlung sowie nach Anwendung von Rubefazientien und nach Röntgenbestrahlung.

Alle diese möglichen Beeinträchtigungen der allergischen Hautproben müssen unter Bewertung der sonstigen klinischen Befunde erwogen und entsprechend korrigiert werden, z. B. durch Ergänzung der Prüfsubstanzen oder durch Schienung der Haptene oder durch Verschiebung des Testtermins oder durch Auswahl eines geeigneteren Testterrains.

Positive Reaktionsausfälle ohne klinisch nachweisbare Sensibilisierung kommen relativ selten vor. Für diese „falsch positiven" Reaktionen sind Gründe angegeben worden, von denen hier nur die wichtigsten aufgezählt werden können:

— Bei der Intrakutanprobe kann eine Urticaria factitia und bei der Epikutanprobe eine urtikarielle Dermatitis entstehen, wenn die Haut auf den dabei mitwirkenden mechanischen oder thermischen Reiz über Gebühr reagiert. In solchen Fällen zeigen alle Einzelproben, auch die mit Kochsalz und den weiteren Kontrollen ein übereinstimmendes Reaktionsbild; die richtige Interpretation ergibt sich mit Sicherheit aus der Gleichförmigkeit aller Hautreaktionen.

— Es ist nicht selten zu beobachten, daß die Haut eines Pollinotikers während der Pollensaison unabhängig von der klinischen Symptomatik auch auf sonst „hautunwirksame" Prüfsubstanzen reagiert (URBACH). Analoge Feststellungen sind auch bei anderen allergischen Anfallsleiden und im Verlauf von Infektionskrankheiten zu machen. Die Hautproben sollen deshalb stets in krankheits- und anfallsfreien Zeiten angestellt werden.

— Unter differenten Stoffen kann es dann zu übereinstimmend positiven Hautproben kommen, wenn diese einen gemeinsamen Allergenkern (KÄMMERER) haben; es liegt dann eine „Verwandtschaftsreaktion" oder eine „Kreuzreaktion" vor. Hierher gehören vor allem die positive Trichophytinreaktion bei Penicillinallergien, die konkordanten Hautreaktionen bei der bedeutsamen para-Amino-Gruppensensibilisierung und manche andere (s. S. 49).

— Psychische Impulse können neben einer Abschwächung auch eine Verstärkung der allergischen Hautreaktionen bewirken.

Die sachbezogene Interpretation der Hautreaktion verlangt vom auswertenden Arzt die genaue Kenntnis des umfassenden Krankheitsbildes und auch der pathogenetischen Zugehörigkeit der klinischen Befunde zu den unterschiedlichen Reaktionstypen von COOMBS und GELL. Nur dadurch läßt sich die aus dem positiven Hautreaktionsausfall zu folgernde spezifische Sensibilisierung nach Ausmaß und Bedeutung für die betreffende klinische Manifestation bewerten. Die allergenspezifische Krankheitsauslösung ist dann erst durch die organgezielte Allergenexposition, also durch Provokationsproben zu sichern (s. S. 96 ff.).

Die durch den Hautreaktionserfolg erwiesene Sensibilisierung gibt dem Arzt folgende Interpretationsmöglichkeiten:

— Bei der „unterschwelligen" oder „unzulänglichen" Sensibilisierung verbindet sich mit dem positiven Ausfall der Hautproben eine biologisch eindeutige Sensibilisierung. Es fehlt aber eine klinische Organ- oder Allgemeinmanifestation; die Sensibilisierung ist klinisch noch stumm. Aus klinischen Beobachtungen entsprechender Fälle hat sich erwiesen, daß es erst nach weiterer Allergenzufuhr und nach stärkerer Sensibilisierung zur Ausbildung von klinischen Manifestationen kommen kann. So lassen sich symptomfreie Probanden mit positiver Hautprobe gegen Pollen beobachten, die erst in einer der folgenden Blüteperioden an typischem Heuschnupfen erkranken; im gleichen Sinne wertet HANSEN eine im Verlauf von Jahren eintretende Verschlimmerung eines einfachen Heuschnupfens zum schweren Pollenasthma. Für die berufsbedingten Inhalationsallergien hat GRONE-MEYER (1961) durch Untersuchungen von Arbeitskollektiven, z. B. Gummiarabicumsensibilisierung bei Druckern, Rohkaffeesensibilisierung bei Kaffeeverlesern, Holzstaubsensibilisierung bei Tischlern u. a., analoge Feststellungen treffen können.

— Der *„latente"* oder *„fakultative"* Sensibilisierungszustand ist dann gegeben, wenn eine positive Hautreaktion auf ein nachweislich pathogenes Allergen vorliegt, dem der Patient aber nicht mehr ausgesetzt ist (a) oder dessen Exposition zeitweilig oder sporadisch symptomfrei bleibt (b). Die Bedingungen dieser klinischen Symptomfreiheit bei positivem Ausfall der Hautproben sind recht unterschiedlich und nur durch eingehende Untersuchungen zu klären. Wir führen hier beispielhaft an:

Zu a) Das pathogene Allergen, das zur erwiesenen Sensibilisierung geführt hat, fehlt unter den augenblicklichen Lebensumständen oder ist nur in zu geringer Menge vorhanden. Klinische Beispiele dafür sind symptomfreie Pollenallergiker in pollenfreier oder pollenarmer Umgebung (Helgoland, Hochgebirge, auf hoher See), Träger von berufsbedingten allergischen Manifestationen nach Wechsel oder Aufgabe des Berufes sowie unter Allergenkarenz gehaltene Nahrungsmittel- und Arzneimittelallergiker. Hierzu gehören für Prophylaxe und Therapie besonders bedeutungsvoll positive Intrakutanreaktionen auf früher einmal angewendete Fremdsera, Frischzellsuspensionen, Penicilline und andere Antibiotika, die über Jahre auslösbar bleiben können und die spezifische Sensibilisierung anzeigen. Derartige latente Arzneimittelsensibilisierungen dürfen vom Arzt nicht übersehen werden, da eine erneute therapeutische Anwendung dieser Arzneimittelallergene zu allergischen Zwischenfällen führen kann.

Zu b) Dem ehemals die Sensibilisierung veranlassenden exogenen Allergen ist es wegen Erschwerung der Resorption nicht mehr möglich, erneut in die umschlossene Integrität des Organismus einzudringen und somit eine Allergen-Antikörper-Reaktion zu vollziehen. Bei Nahrungsmittelallergien treten solche Resorptionsänderungen vornehmlich in Erscheinung, sie sind aber auch bei inhalativer und perkutaner Allergeninvasion anzutreffen. Beispielhaft dafür sind die Gegebenheiten bei der Milchallergie: Beim Kleinkind kann es wegen der an sich physiologisch erhöhten Durchlässigkeit der Darmschleimhaut, beim Erwachsenen durch Überforderung der fermentativen und resorptiven Leistungen zum Ersteinbruch von allergenpotenten Milchproteinen und zur entsprechenden Sensibilisierung kommen; eine erneute Milchmahlzeit löst nur bei Störungen in der Resorption die allergische Reaktion mit konsekutiver Manifestation aus, nicht aber bei regelrechten fermentativen und resorptiven Verhältnissen.

— Dem auswertenden Arzt ohne weiteres übersichtlich ist der Zustand der *„manifesten"* oder *„pathogenen"* Sensibilisierung. Wenn der positive Ausfall der Hautreaktion mit den Angaben in der Anamnese und über eine Expositionsabhängigkeit sowie mit den klinischen Befunden übereinstimmt, liegt diese klinisch manifeste Sensibilisierung vor. In den Fällen mit Übereinstimmung aller Befunde sichert oder bestätigt der Hautreaktionserfolg die angenommene allergische Ätiopathogenese; in den Fällen mit nicht so schlüssiger Übereinstimmung aber weist erst der Reaktionserfolg den richtigen Weg zur klinischen Diagnose. Aus diesem Grunde ist daran festzuhalten, daß die Hautprobe für die Sicherung der klinischen Diagnose notwendig und unentbehrlich ist.

— Eine positive Hautreaktion kann auch das Kriterium einer Sensibilisierung sein, die sich seit vielen Jahren klinisch nicht mehr manifestiert, während die Hautreaktion oft noch lange Zeit gleichsam als „anamnestische Reaktion" auslösbar bleibt, der sog. *„retardierten"* oder *„restierenden"* Sensibilisierung. Hierher gehören z. B. die nach vielen Jahren noch positiven Hautreaktionen auf Pollenextrakte bei klinisch längst erscheinungsfrei gewordenen Pollinotikern, die positive Echinantigenhautreaktion bei geheilten Echinokokkenträgern, die positive Askarisreaktion des Erwachsenen bei Askaridiasis im Kindesalter, die positive Bang-Antigenhautreaktion nach längst überstandenem Morbus Bang und andere mehr. Daß zwischen diesem inveterierten Zustand einer Sensibilisierung und einer latenten Sensibilisierung fließende Übergänge bestehen, ergibt sich aus den Beobachtungen von Fällen mit restierender Sensibilisierung, bei denen durch brüske parenterale Einverleibung des spezifischen Allergens allergische Schocksymptome ausgelöst werden.

Aus der klinisch ausgerichteten Interpretation der allergenausgelösten Hautreaktionen ergeben sich diagnostische und therapeutische Konsequenzen. Bezüglich der „diagnostischen" Folgerung gilt, daß der positive Hautreaktionsausfall zwar Ausdruck der allergenspezifischen Sensibilisierung, nicht aber Beweis für die aktuelle Pathogenität des hautreaktiven Allergens ist; oder mit anderen Worten, es ist nicht erwiesen, ob die aktuelle Erkrankung des Patienten durch das gleiche Allergen ausgelöst wird, das die Hautreaktion gezeigt hat. Die Hautreaktion repräsentiert vergangene wie gegenwärtige wie auch zukünftige Überempfindlichkeit (RACKEMANN). Ihr diagnostischer Stellenwert ist dem von serologischen Befunden gleichzusetzen, wie dem einer positiven Wassermann-Reaktion oder einer positiven Agglutination nach Widal. Da die Beziehungen der Sensibilisierung zu den klinischen Manifestationsformen sowohl dem Grad als auch der Art nach mannigfaltig sind, und eine Reihe zusätzlicher Bedingungen die Ausbildung der Reaktionsmanifestationen beeinflussen kann, läßt sich die diagnostische Bedeutung einer Hautreaktion für das anstehende Krankheitsbild auch nur bei Berücksichtigung aller beteiligten Faktoren ermessen. Erst dann sind die Proben richtig zu „lesen" oder sinngemäß zu interpretieren und in den Diagnoseaufbau nutzbringend einzuordnen.

Die richtige Interpretation der Hautreaktionen gibt auch eine Grundlage für die spezifische Desensibilisierung ab. Der Erfolg dieser Behandlungsmaßnahme ist davon abhängig, daß im verwendeten Extrakt das pathogene Allergen oder die krankheitsauslösenden Allergene ihrem Sensibilisierungsgrad entsprechend enthalten sind. Aus diesem Grunde geben die meisten Allergologen einem individuell zusammengestellten Extrakt den Vorzug vor „Standardextrakten". Die individuellen Allergenextrakte setzen aber eine sorgsame Diagnostik und eine genaue Auswertung der diagnostischen Proben (Hautproben und organgezielten Provokationsproben) voraus. Es ist methodisch nicht günstig und schmälert auch den Behandlungserfolg, wenn eine Desensibilisierung mit einem Mischextrakt aller derjenigen Allergene angesetzt wird, die einen positiven Hautreaktionsausfall gezeigt haben. Aus dem Erscheinungsbild der allergischen Hautreaktionen sind die pathogenen Allergene nicht von den für die zu behandelnde Krankheit apathogenen zu unterscheiden; nur durch eine richtige Interpretation ist diese Unterscheidung möglich. Die Verwendung eines Mischextraktes aus vielen Allergenen — pathogenen und apathogenen — zur Desensibilisierung führt häufiger zu reaktiven Lokal- und Allgemeinerscheinungen („the load of antigens"); darüber hinaus ist im Mischextrakt aus einer größeren Zahl allergener Stoffe das dem Sensibilisierungsgrad adäquate Dosierungsschema leichter störbar und somit auch der Behandlungserfolg in Frage gestellt.

Der Ausspruch von BRAUN, daß „nur der Arzt, der testen kann, testen soll", bezieht sich in umfassender Auslegung auch auf die Interpretation der Testreaktionen, die nur bei genauer Kenntnis aller klinischen Befunde und aller Laborergebnisse sachgerecht sein kann.

Literatur

Bandmann, H. J.: Beitrag zur Histopathologie allergischer epikutaner Testreaktionen (Teil I–IV). Hautarzt 11 (1960) 258; 310; 355; 393

Gell, P. G. H., R. R. A. Coombs: Clinical aspects of Immunology, 2. Aufl. Blackwell, Scientific Publications, Oxford 1968

Gemählich, M., F. Scheiffarth, W. Frenger: Histopathologische Untersuchungen der Serotonin- und Histaminquaddel in der Kaninchenhaut. Allergie u. Asthma 3 (1957) 203

Gronemeyer, W.: Kritische Stellungnahme zu den diagnostischen Methoden bei allergischen Krankheiten. Arch. klin. exp. Derm. 213 (1961) 381

Hansen, K., M. Werner: Lehrbuch der klinischen Allergie. Thieme, Stuttgart 1967

Letterer, E.: Abgrenzung des allergischen und toxischen Geschehens in morphologischer und funktioneller Sicht. Arch. klin. exp. Derm. 213 (1961) 277

Miescher, G.: Abgrenzung des allergischen und toxischen Geschehens in morphologischer und funktioneller Sicht. Arch. klin. exp. Derm. 213 (1961) 297

Waksman, B. H.: A comparative histopathological study of delayed hypersensitive reactions. In: Cellular aspects of immunity. Churchill, London 1960

Werner, M.: Die allergischen Testreaktionen. Int. Arch. Allergy 4 (1953) 14; 307; 425

Werner, M.: Die Morphologie der Histaminreaktion der Haut im Vergleich zu der der allergischen Intrakutanreaktionen. Allergie u. Asthma 3 (1957) 197

Werner, M.: Über die Mechanismen bei allergischen Gewebsreaktionen, dargestellt am Modellfall der allergischen Testreaktion der Haut. Internist 3 (1962) 705

Immunologische Grundlagen und funktionelle Pathologie der allergischen Hautreaktionen

Von A. DE WECK

Allergische Hautreaktionen entwickeln sich nach Eindringen des Allergens in die Haut durch Scratch- oder Pricktest, intrakutane Einspritzung oder epikutane Applikation. Sie stellen ein lokales entzündliches Phänomen dar, dessen Art, Entstehungsmodus, Histologie und zeitlicher Verlauf vom immunologischen Zustand der getesteten Person abhängt.

Die Entstehung entzündlicher Läsionen im Gewebe auf immunologischer Basis vollzieht sich prinzipiell nach vier verschiedenen Mechanismen, die man als Reaktion vom Typ I, II, III oder IV bezeichnet (nach COOMBS u. GELL). Die Erkennung dieser Reaktionstypen wurde durch die Kombination von immunchemischen und pathologischen Versuchsanordnungen erzielt, insbesondere durch Passivübertragungsversuche. Bei aktiv sensibilisierten Individuen ist es wahrscheinlich selten, daß die entzündliche lokale Reaktion ausschließlich dem einen oder anderen immunologischen Reaktionstyp angehört. In der Klinik haben wir es meistens mit gemischten Reaktionen zu tun, wobei der eine oder andere Typ oft vorherrscht und diagnostische Bedeutung hat.

Anaphylaktische Reaktion (sog. Früh- bzw. Sofortreaktion)

Als anaphylaktische Reaktionen werden heute im wesentlichen die vaskulären Reaktionen bezeichnet, die sich unmittelbar nach Antigenkontakt in einem sensibilisierten Individuum abspielen. Als klinische Beispiele gelten die urtikarielle Reaktion der Haut (lokalisierte Entstehung einer urtikariellen Quaddel bei intradermaler Antigenzufuhr beim Hauttest oder generalisierte Urtikaria bei parenteraler Antigenzufuhr), der anaphylaktische Schock und der akute Anfall von Bronchialasthma. In allen diesen Fällen ist die entzündliche Läsion durch eine Erhöhung der kapillaren Permeabilität (präziser: der kleinen postkapillaren Venulae) mit nachfolgendem Gewebsödem, erhöhte Sekretion der exokrinen Drüsen und Kontraktion der glatten Muskulatur charakterisiert. Die pharmakologische Hauptursache der anaphylaktischen Reaktion ist die plötzliche Freisetzung von Histamin durch die Mastzellen und die Blutbasophilen.

Anaphylaktische Reaktionen werden durch das Vorhandensein einer besonderen Klasse von Immunglobulinen bedingt, die früher als „Reagine" bezeichnet wurden und die jetzt als Immunglobulinklasse E (IgE) identifiziert wurde (ISHIZAKA u. ISHIZAKA 1971, JOHANSSON u. Mitarb. 1968). In letzter Zeit wurde auch behauptet, daß eine weitere IgG Subklasse (IgG 4) auch Reagincharakter besitzt und an den Mastzellen gebunden wird. Neben den spezifischen „Antikörper-Haftstellen", die für die Antikörperfunktion (Erkennung des Antigens) verantwortlich sind, besitzen solche Immunglobuline eine starke Affinität für gewisse Zellmembranen, insbesondere für die Zellmembranen der Mastzellen. Diese Immunglobuline bleiben dann wochenlang an Mastzellen in verschiedenen Geweben fixiert. Beim Kontakt mit Antigen wird die Membran so modifiziert, daß ein aktiver Prozeß in den Mastzellen in Gang gebracht wird und zur Freisetzung der Histamingranula führt. Bei verschiedenen immunchemischen Untersuchungen wurde festgestellt (OVARY 1963; DE WECK u. SCHNEIDER 1969), daß das Antigen auf der Oberfläche der Mastzellen IgE-Immunglobulinmoleküle binden, d. h. „überbrücken" muß (bridging), um die Histaminfreisetzung in Gang zu bringen. Dementsprechend wirken lediglich relativ hochmolekulare Antigene (z. B. Proteine und Polysaccharide), die mehrere Antigendeterminanten pro Molekül tragen und leicht multimolekulare Komplexe mit Immunglobulinen bilden, als effektive Auslöser anaphylaktischer Reaktionen. Kleinmolekulare Antigene, die nur eine Antigendeterminante pro Molekül besitzen (z. B. oft bei Arzneimitteln), sind meistens schlechte Auslöser und können oft sogar anaphylaktische Reaktionen spezifisch durch Blockierung der entsprechenden „Antikörper-Haftstellen" und Behinderung der Bildung multimolekularer Komplexe hemmen. Die klinischen Ausnahmen dieser Regel, wie z. B. anaphylaktische Reaktionen bei penicillinempfindlichen Patienten, sind durch Bildung multivalenter Konjugate durch das Allergen in vivo bzw. durch das bisher oft nicht erkannte Vorhandensein von Allergenpolymeren und von präformierten Konjugaten in Arzneimitteln zu erklären.

Anaphylaktische Reaktionen in vivo treten schon innerhalb von Minuten nach Kontakt mit dem Antigen auf: Das Antigen, das durch Verletzung der Epidermis gleich in die obere Subkutis eintritt, findet in den reichlich vorhandenen und mit IgE beladenen Mastzellen einen aktionsfähigen Reaktionspartner. Wenn sich die Reaktion in vitro zwischen isolierten Mastzellen und Antigenen abspielt, braucht es sogar nur Sekunden bis zur Freisetzung von Histamin.

Obwohl der dargestellte Mechanismus der Antigen-Antikörper-Reaktion bestimmt einer anaphylaktischen Reaktion sensu stricto entspricht, ist er nicht der einzige, der zur Freisetzung von Histamin durch die Mastzellen führen kann. Auf verschiedenen Umwegen kann es auch bei anderen Typen immunologischer Reaktionen zur Degranulierung der Mastzellen kommen (Abb. 25). Ferner ist die klinische anaphylaktische Reaktion nicht nur eine Histaminreaktion. Die Entstehung von Plasmakininen und anderen pharmakologischen Mediatoren (Abb. 25) spielt nur eine Nebenrolle und ist evtl. für die Verlängerung der entzündlichen Phänomene (z. B. bei Asthmaanfällen) verantwortlich. Eine rein anaphylaktische Reaktion, die hauptsächlich auf einer Histaminfreisetzung basiert, entsteht schnell, verschwindet aber auch schnell, da nach der vollständigen Degranulierung der Mastzellen keine weiteren Schäden entstehen, insbesondere werden die Mastzellen durch Antigenkontakt nicht irreversibel geschädigt.

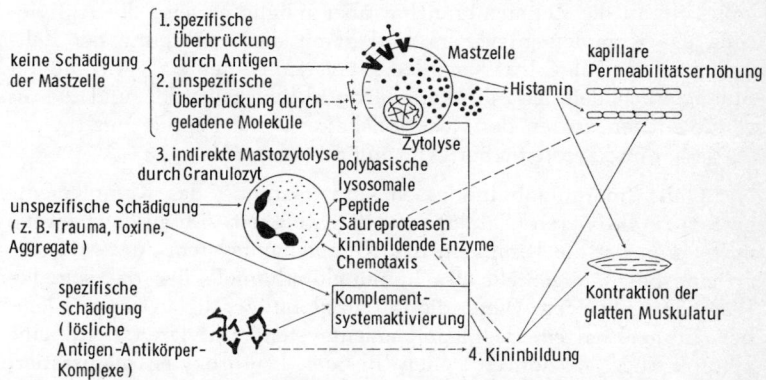

Abb. 25 Anaphylaxie (klinisch) und die anaphylaktische Reaktion sensu stricto (Mastzellen-Degranulierung durch IgE-Immunglobuline)

Bei der klinisch beobachteten sofortigen Hautreaktion (urtikarielle Quaddel nach Hauttest) des allergischen Patienten gleicht aber das pathophysiologische Geschehen meistens nicht nur einer Histaminfreisetzung durch lokale Mastzellen, auch Serotonin wurde z. B. reichlich bei immunologisch bedingten urtikariellen Hautreaktionen isoliert. Ferner zeigt die unterschiedliche Histologie der Hautreaktion nach Histamininjektion und die passiv durch Serum übertragene Sofortreaktion der Haut (s. Beitrag WERNER, S. 58 f.), daß bei immunologischen Reaktionen weitere Prozesse und Mediatoren eine Rolle spielen. Insbesondere deutet die Gewebeeosinophilie, die erst nach dem Höhepunkt der vaskulären Reaktion eintritt, darauf hin, daß bestimm-

te Immunglobulinkomplexe gebildet und phagozytiert werden (MACS-
WEEN u. LANGLEY 1971). Die Interpretation pathologischer und bio-
chemischer Befunde bei aktiv sensibilisierten Patienten soll wie oben
erwähnt, oft schwierig sein, da es relativ selten geschieht, daß Patienten lediglich IgE-Antikörper und keinerlei Spuren anderer Immunglobuline sowie einer zellulären Immunität gebildet haben.

Zytotoxische Reaktion

Zytotoxische Reaktionen entstehen, wenn das Antigen ein Bestandteil der Membranoberfläche einer Zelle ist oder wird (z. B. durch Ad-
sorption). Werden Immunglobuline gegen dieses Antigen produziert,
so werden sich diese Immunglobuline an die Membran der betreffenden Zellen spezifisch anlagern, was an und für sich nicht unbedingt
zur Zellschädigung führen muß. Die Anlagerung der Immunglobulin-
moleküle an die Zellmembran hat aber möglicherweise die Aktivierung des Komplementsystems und damit die Schädigung der Zellmembran zur Folge. Das Komplementsystem ist heute als Anzahl von
Blutenzymen definiert, die kettenartig aktiviert werden und die an
verschiedenen Stufen der Reaktionskette kleine Peptide mit chemo-
taktischer und zytotoxischer Wirkung freisetzen.

Nicht alle Immunglobulinklassen sind imstande, das Komplementsystem zu aktivieren (Tab. 8). Wie die Fähigkeit, sich an das Gewebe
zu fixieren, ist die Fähigkeit, das Komplementsystem zu aktivieren,
an eine bestimmte Stelle des Immunglobulinmoleküls, das sog. Fc-
Fragment gebunden. Wenn die Immunglobuline, die an einem Mem-
branantigen haften, das Komplementsystem aktivieren, wird eine
zytotoxische Reaktion entstehen. Bei den Erythrozyten manifestiert
sich die zytotoxische Reaktion durch Hämolyse; bei anderen lebenden
Zellen durch ihr Absterben und evtl. durch die Freisetzung intrazel-
lulärer Enzyme, die weiterhin kettenartig die zytotoxische Reaktion
fortsetzen. Die Bindung nicht das Komplementsystem aktivierender
Immunglobuline an die Zellmembran bleibt aber evtl. auch nicht ohne
Folgen: Nicht hämolysierte, aber mit Immunglobulinen beladene
Erythrozyten scheinen für Makrophagen (Phagozyten) ein besonders
empfindliches Ziel darzustellen („Opsonisierung"). Als klinische Beispiele zytotoxischer Reaktionen dürfen zahlreiche hämolytische Anämien gelten, z. B. sowohl autohämolytische Anämien als auch er-
worbene Anämien, bei denen das Antigen an die Erythrozyten-
membran adsorbiert wurde (hämolytische Anämie auf Penicillin).
Zytotoxische Phänomene sind sehr wahrscheinlich oft auch beteiligt
an der Entstehung von Gewebeläsionen bei Autoimmunkrankheiten

und bei der Abstoßung transplantierter Zellen durch spezifische Immunglobuline.

Bei den Allergie-Hauttests sollten zytotoxische Reaktionen dieser Art wahrscheinlich nur eine geringe Rolle spielen. Eine Ausnahme bildet der Fall, in dem das verwendete Antigen (z. B. gewisse tierische Proteine) Antikörper gegen Bestandteile der menschlichen Haut enthält und wenn das Antigen an die Zellwand epidermaler und subkutaner Zellen adsorbiert und nachträglich durch zirkulierende Antikörper angegriffen wird. Bei der experimentellen Einspritzung tierischer Antikörper gegen menschliche IgE-Immunglobuline entsteht eine sofortige urtikarielle Quaddelreaktion sowohl bei allergischen als auch bei nichtallergischen Patienten. Damit wird ebenfalls der Beweis erbracht, daß IgE ein normaler Bestandteil der menschlichen Haut ist (ISHIZAKA u. ISHIZAKA 1971).

Arthus-Reaktion („halbverzögerte" Hautreaktion)

Bei der Arthus-Reaktion handelt es sich im wesentlichen auch um zytotoxische Phänomene, wobei die Schädigung der Zellen erst sekundär entsteht. Als erstes Ereignis in der Reaktionskette kommt die Bildung von Antigen-Antikörper-Komplexen im Blut bzw. im Extrazellulärmedium vor. Solche Komplexe lagern sich sekundär an Zellmembranen an, wobei sie auch das Komplementsystem aktivieren können und zur Schädigung der Zellen (meistens Granulozyten) führen. Es sind bei weitem nicht alle Antigen-Antikörper-Komplexe zytotoxisch. Die Bildung zytotoxischer Antigen-Antikörper-Komplexe erfordert Immunglobuline, die das Komplementsystem aktivieren (s. Tab. 8), scheinbar auch eine Minimalgröße der Komplexe und ein optimales Verhältnis zwischen Antigen- und Antikörpermolekülen (leichter Antigenüberschuß).

Die klassische Arthus-Reaktion entsteht durch intradermale Zufuhr eines Antigens bei einem Individuum, das in hohen Mengen spezifische und komplementsystemaktivierende Immunglobuline im Blut besitzt. Am Ort der Antigeninjektion akkumulieren sich präzipitierende Antigen-Antikörper-Komplexe, die durch Komplementsystemaktivierung eine unmittelbar schädigende Wirkung auf die benachbarten Zellen ausüben. Ferner fördert die Bildung chemotaktisch wirksamer Substanzen durch das Komplementsystem das Eindringen polynuklearer Leukozyten in die betreffende Zone. Diese polynuklearen Leukozyten werden selbst auch geschädigt und setzen weitere zytotoxische Enzyme (Lysosome) frei. Es kommt zu einer Art Ketten-

reaktion, die ihren Höhepunkt erst einige Stunden nach der Antigen-
verabreichung findet (Abb. 26). Da die Reaktionspartner sich nicht
gleich nach der Antigenzufuhr treffen wie bei der Sofortreaktion,
wird eine Verzögerung in der Entwicklung der Entzündung verständlich.

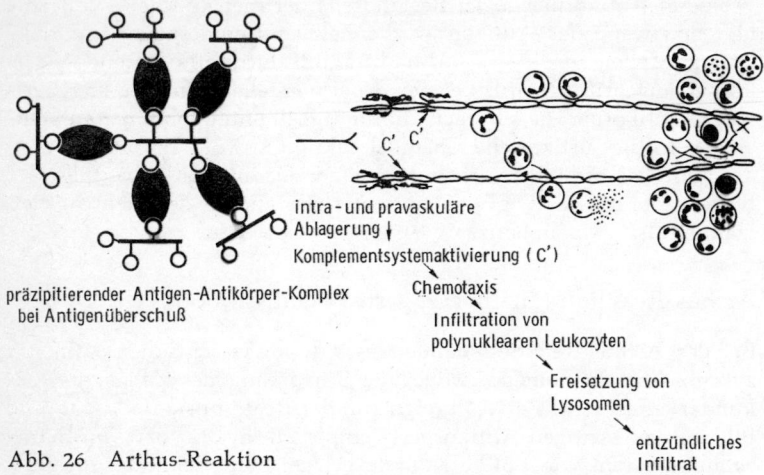

intra- und pravaskuläre
Ablagerung ↓
Komplementsystemaktivierung (C')

präzipitierender Antigen-Antikörper-Komplex
bei Antigenüberschuß

Chemotaxis

Infiltration von
polynuklearen Leukozyten

Freisetzung von
Lysosomen

entzündliches
Infiltrat

Abb. 26   Arthus-Reaktion

Als häufige klinische Beispiele der Arthus-Reaktion dienen einerseits
gewisse Formen der Glomerulonephritis, die durch zirkulierende Im-
munkomplexe verursacht wird, andererseits die Reaktion vom Typ
der Farmerlunge. Bei Patienten, die in hohem Grade präzipitierende
Antikörper im Blut besitzen, wirkt die Inhalation des Antigens wie
eine lokale Einspritzung. Die Bildung von Antigen-Antikörper-Komplexen in den Alveolen verursacht eine akute entzündliche Reaktion,
deren Verlauf parallel zu einer Arthus-Reaktion in der Haut geht.

Bei der Allergiediagnose mittels Hauttests wird oft aus praktischen
Gründen auf eine zweite Ablesung der Tests nach 6 bis 8 Stunden
verzichtet. Zu diesem Zeitpunkt erreicht die „halbverzögerte" Reaktion ihren Höhepunkt. Bei Patienten, die IgG-Immunglobuline gegen
das betreffende Antigen besitzen, sind aber solche „halbverzögerten"
Reaktionen gar nicht so selten. Dies ist besonders der Fall bei Patienten mit interstitiellen Pneumopathien mit präzipitierenden Antikörpern im Blut (z. B. Aspergillose, Farmerlunge), bei wiederholten Impfungen und bei mit Serum (z. B. antilymphozytäres Serum) behandelten Patienten. Beim Menschen ist meistens die Arthus-Reaktion

nicht hämorrhagisch, sondern ödematös. Die Teilnahme und Aktivierung des Komplementsystems wurden immunhistochemisch nachgewiesen. Ob Arthus-Hautreaktionen nur bei Patienten vorkommen, die gegen das Antigen auch IgE-Antikörper besitzen, wie PEPYS (1969) vermutet, ist noch nicht endgültig festgestellt worden.

Spättypusreaktionen („verzögerte" Hautreaktion, intradermale „Tuberkulinreaktion", epikutane ekzematöse „Kontaktreaktion")

Für die Spättypusreaktionen sind nicht gewebefixierte oder zirkulierende Immunglobuline verantwortlich, sondern sehr wahrscheinlich thymusabhängige kleine Lymphozyten, die die Fähigkeit haben, das Antigen zu erkennen. Am Ort des Antigendepots werden die ständig zirkulierenden spezifischen Lymphozyten allmählich mit dem Antigen direkt reagieren. Diese spezifische Reaktion führt zur Bildung bzw. Freisetzung pharmakologischer Mediatoren, die eine chemotaktische Wirkung auf weitere Lymphozyten ausüben (Abb. 27). Solche Mediatoren haben auch eine fixierende und migrationshemmende Wirkung auf Makrophagen und Monozyten. Die chemische Natur und Struktur dieser Mediatoren wird zur Zeit energisch erforscht, ist aber noch nicht endgültig geklärt. Eine andere Wirkung des Antigens auf die zirkulierenden Lymphozyten, die auch sog. „Gedächtniszellen" enthalten, scheint die Immunglobulinsynthese zu fördern. Ob diese Immunglobulinsynthese in situ durch unveränderte Gedächtniszellen (mit der Morphologie von Lymphozyten) selbst entsteht oder erst nach Differenzierung in Plasmazellen, ist noch nicht bestimmt. In jedem Fall könnte diese durch das Antigen geförderte lokale Immunglobulinproduktion (eine Art sekundäre Antwort in situ) wesentlich zur Entzündung beitragen. Solche Immunglobuline würden nämlich mit dem Antigenüberschuß schädliche Antigen-Antikörper-Komplexe bilden, das Komplementsystem aktivieren und zytotoxische Wirkungen ausüben. Dabei wird auch verständlich, daß in Spättypusreaktionen sehr oft eine Arthus-Komponente vorhanden ist. Spezifische Lymphozyten, d. h. Lymphozyten, die nur ein bestimmtes Antigen erkennen, stellen nur einen sehr geringen Anteil (weniger als 1 %) der gesamten Lymphozyten dar. Daher ist es verständlich, daß die Läsionen, die erst durch den Kontakt der zirkulierenden spezifischen Lymphozyten mit dem lokalen Antigen entstehen, viel mehr Zeit zur Entwicklung brauchen, als anaphylaktische Reaktionen oder Arthus-Reaktionen. Dies trifft mindestens für die lokale Spättypusreaktion mit dem klinischen Beispiel der Tuberkulinreaktion zu.

Es gibt auch andere Formen von Spättypusreaktionen, die selten erwähnt werden, die aber in der Klinik eine sehr wichtige Rolle spielen. Es handelt sich dabei um die fokalen und die generalisierten Spättypusreaktionen. Fokale Spättypusreaktionen spielen sich dort ab, wo das Antigen nicht gleich nach erfolgter Reaktion verschwindet, sondern aus irgendeinem Grunde (Nichtmetabolisierbarkeit, Reproduktion von Bakterien und Viren) vorhanden bleibt. Damit entsteht eine Art Circulus vitiosus und eine chronische Läsion. Wird aber plötzlich ein Überschuß an Antigen parenteral gegeben, kommt es zu einem plötzlichen Aufflammen in dem betreffenden Fokus, weil die dort angehäuften spezifischen Lymphozyten auf eine weitere Zufuhr von Antigen warten. Bei generalisierten Reaktionen wird das Antigen auch parenteral verteilt, so daß Reaktionen mit spezifischen Lymphozyten sowohl im Blut als auch in den Lymphoidorganen auftreten. Solche Reaktionen führen im ganzen Organismus zur Freisetzung von zytotoxischen Mediatoren, die sich klinisch hauptsächlich durch Fieber und Hautausschläge manifestieren.

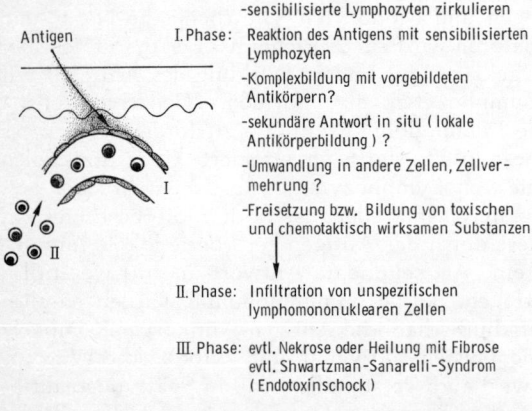

Antigen

I. Phase: –sensibilisierte Lymphozyten zirkulieren
Reaktion des Antigens mit sensibilisierten Lymphozyten

–Komplexbildung mit vorgebildeten Antikörpern?

–sekundäre Antwort in situ (lokale Antikörperbildung) ?

–Umwandlung in andere Zellen, Zellvermehrung ?

–Freisetzung bzw. Bildung von toxischen und chemotaktisch wirksamen Substanzen

II. Phase: Infiltration von unspezifischen lymphomononuklearen Zellen

III. Phase: evtl. Nekrose oder Heilung mit Fibrose
evtl. Shwartzman-Sanarelli-Syndrom
(Endotoxinschock)

Reaktionszeit: 24 bis 72 Stunden

Abb. 27
Spättypusreaktion

Als klinische Beispiele der Spättypusreaktionen seien zahlreiche Läsionen bei Bakterien-, Pilz- und Vireninfektionen genannt. Eine bedeutende Anzahl der Arzneimittelallergien sowie Kontaktekzeme, generalisierte Exantheme, chronische Läsionen bei Autoimmunkrankheiten und Abstoßung von transplantiertem Gewebe gehören ebenfalls zu diesen Reaktionen. Die molekularen Mechanismen der Typ-

IV-Reaktionen sind noch viel weniger in Einzelheiten bekannt als die der Reaktionen der Typen I bis III, die oft unter den Sammelbegriff „Soforttypusreaktion" fallen. Die Typ-IV-Reaktionen spielen aber in der Klinik für die Entstehung immunologischer Läsionen wahrscheinlich oft eine wichtigere Rolle. Die von den spezifischen Lymphozyten produzierten Immunglobuline sind aus quantitativen Gründen noch nicht isoliert. Viele Versuche deuten aber darauf hin, daß die Spättypusreaktionen keinen Sonderfall darstellen, der durch die Existenz einer besonderen „mysteriösen" Form von Antikörpern (sog. sessiler Antikörper) bedingt wäre. Vielmehr scheinen Spättypusreaktionen von örtlichen, quantitativen und dynamischen Verhältnissen der Immunglobulinsynthese abhängig zu sein.

Bei in der Allergiediagnose verwendeten diagnostischen Hautreaktionen vom Spättypus, nämlich der intradermalen „Tuberkulinreaktion" einerseits und der epikutanen „Kontaktreaktion" andererseits, hat die immunologische Forschung in den letzten Jahren eindeutig gezeigt, daß die klinischen und histopathologischen Differenzen nicht auf prinzipiell unterschiedlichen immunologischen Ereignissen, sondern eher auf der Art der Antigenzufuhr beruhen. Kontaktreaktionen werden nur durch solche Antigene ausgelöst, die leicht das Stratum corneum und die Epidermis durchdringen. Hochmolekulare und hydrophile Substanzen (z. B. Proteine) lösen kein Ekzem aus, wenn nicht ihre Penetration durch natürliche oder künstliche Verminderung der oberen epidermalen Schichten gefördert wird (z. B. Tuberkulinreaktion durch Epikutantest bei Kindern). Dementsprechend entwickelt sich die entzündliche Spättypusreaktion am Ort der maximalen Antigenkonzentration und im Kontakt mit zirkulierenden Lymphozyten, und zwar nach epikutaner Applikation des Antigens in der oberen Dermis und Epidermis, bei intradermaler Injektion in der tieferen Dermis und Subkutis. Die Art der Reaktionspartner und der für die Entzündung verantwortlichen Mediatoren dürfte aber in beiden Fällen ähnlich sein.

Obwohl noch viele Unklarheiten bestehen, insbesondere hinsichtlich der Art der für die Entzündung verantwortlichen Mediatoren und des Modus ihrer Entstehung nach erfolgter Antigen-Antikörper-Reaktion, hat die immunologische Forschung der letzten Jahre doch die immunpathologischen Phänomene, die die Grundlage der allergischen Hautreaktionen bilden, weitgehend geklärt. Daher wird auch der Kliniker in Auslegung und Verständnis der bei der Allergiediagnostik verwendeten Hauttests sicherer.

Tabelle 8
Physikalische und pathogenetische Eigenschaften der Immunglobuline

Offizielle Bezeichnung	IgG	IgM	IgA	IgD	IgE
ältere Synonyme	γ_2, 7Sγ	γ, M, β_2M	γ_1A, β_2A		Reagine
Inhalt im Serum	700–1680 mg%	50–190 mg%	140–420 mg%	0,3–40 mg%	< 0,1 mg%
Molekulargewicht	160 000	etwa 900 000	170 000	170 000	190 000
Subklassen	4 Subklassen: G$_1$, G$_2$, G$_3$, G$_4$		2 Subklassen: A$_1$, A$_2$		
Anzahl der Antikörper-Haftstellen pro Molekül	2	10	2 (Serum) bzw. 4 (Sekretionen)	2	2
Komplementsystemaktivierung	Teil der Subklassen	ja	nein*	nein	nein*
pathogenetische Wirkung	Arthus-Reaktion vom Typ III	Reaktion vom Typ II	„Opsonierung"?	?	Reaktion vom Typ I
homologe Gewebebindung (Haut)	nein (?)**	nein	nein	nein	ja
heterologe Gewebebindung (Haut)	ja	nein	nein	nein	nein

* ausgenommen Komplement „Bypass" (C'3) Aktivierung
** mögliche Reaginaktivität in IgG$_4$

Literatur

Coombs, R. R. A., P. G. H. Gell: Classification of allergic reactions responsible for clinical hypersensitivity and disease. In: Clinical Aspects of Immunology, 2. Aufl., hrsg. von P. G. H. Gell, R. R. A. Coombs. Blackwell, Scientific Publications, 1968 (S. 575)

Ishizaka, K., T. Ishizaka: Mechanisms of reaginic hypersensitivity: a review. Clin. Allergy 1 (1971) 9

Johansson, S. G. O., H. Bennich, L. Wide: A new class of immunoglobulin in human serum. Immunology 14 (1968) 265

Macsween, J., G. Langley: Intraleucocytic immunoglobulin in eosinophilia in man. Immunology 21 (1971) 61

Ovary, Z.: In: Conceptual advances in Immunology and Oncology. Hoeber, Harper & Row, New York 1963, S. 206

Pepys, J.: Hypersensitivity Diseases of the lungs due to Fungi and organic Dusts. Monographes in Allergy, Bd. 4. Karger, Basel 1969

de Weck, A. L., C. H. Schneider: Molecular and stereochemical properties of antigens for the elicitation of allergic reactions. In: Current problems in Immunology, hrsg. von O. Westphal, H. E. Bock, E. Grundmann. Springer, Berlin 1969 (S. 32)

Zweifach, B. W., L. Grant, R. T. Mc Closkey: The inflammatory process. Academic Press, New York 1965

Voraussetzungen, Indikationen und Kontraindikationen für Allergenhauttestungen

Von H. Michel

Stellung der Hauttestungen in der Diagnostik allergischer Krankheiten

Der Stellenwert der Hauttestungen in der Diagnostik allergischer Krankheiten ist klar definiert:

— Hauttestungen genügen nicht zur Einstufung eines ätiopathogenetisch unklaren Krankheitsbildes in die Gruppe allergischer Krankheiten.

— Hauttestungen allein können das ursächliche, angeschuldigte Allergen bei allergischen Krankheiten nicht identifizieren.

— Bei klinisch evidenter, lokaler Überempfindlichkeit der Augen-, Nasen- oder Bronchialschleimhaut sollten vor allem bei negativen Hauttests Allergenexpositionen am Schockorgan durchgeführt werden. Nicht immer ist allerdings diese direkte Allergenexposition des Schockorgans möglich (z. B. Gehirngefäße bei Migräne).

— Allergenexpositionen in Form verschiedener Hauttestungen oder am erkrankten Schockorgan sollten nur vom allergologisch spezialisierten und den Patienten selbst behandelnden Arzt und nicht in „Testinstituten" von medizinisch-technischen Hilfskräften durchgeführt werden.

Der „Idealfall" der Diagnostik ist in jenem klinischen Test zu sehen, bei dem ein sicheres Verschwinden oder eine merkliche Besserung der Symptomatik nach Elimination oder fehlender Exposition gegenüber dem Allergen eintritt und bei dem sich bei Reexposition neuerliches Auftreten der allergischen Symptome zeigt. Wir sind aber meist auf eine Reihe klinischer Proben angewiesen, bei denen die pathogenen Allergene durch Haut- oder Schleimhauttestungen, z. B. auch als nutritive Tests mit stomachal-enteraler Exposition, nachzuweisen sind. Bevor mit irgendeiner Testung begonnen wird, ist die Erhebung einer systematischen und durchdachten Anamnese notwendig. Man kann entweder von einer Reihe präzis gestellter Standardfragen ausgehen oder dem Patienten einen entsprechenden Fragebogen überreichen, den er in Ruhe überdenken, ausfüllen und dem Arzt vor der ersten Testung vorlegen sollte (s. Tab. 3, S. 6).

Art, Wahl, Reihenfolge und Wesen der Testungen

Als Methoden der Hauttestung stehen Prick- oder Scratchtest, Intrakutanprobe und Epikutantest als Läppchen- oder als Reibtest zur Verfügung. Wahl und Reihenfolge dieser Testverfahren sind immer noch Diskussionspunkt klinischer Allergologen. Ganz allgemein kann man folgende Leitsätze für die Anwendung von Kutan- und/oder Intrakutantests sowie für deren Reihenfolge aufstellen:

1. In der pädiatrischen Praxis sollten bei Kindern unter 10 Jahren grundsätzlich nur Kutantests durchgeführt werden. Intrakutanproben sollten nur bei ausreichend poliklinischer oder stationärer Beobachtungsmöglichkeit getätigt werden.

2. Wenn aufgrund entsprechender anamnestischer Angaben ein hoher Sensibilisierungsgrad gegen die verdächtigten Allergene anzunehmen ist, sind in ambulanter Praxis auch bei Erwachsenen zunächst Kutanproben anzuraten; das ist vor allem bei Pollenallergien zu beachten.

3. Intrakutanproben sind bei Erwachsenen dann als die üblichen Testverfahren anzusehen, wenn ein nicht allzu hoher Sensibilisierungsgrad vorhanden ist und wenn allergische Schockfragmente oder eine entsprechende Symptomatik trotz der Alltagsexposition gegenüber den vermuteten Allergenen schon längere Zeit zurückliegen. Intrakutantestungen sind auch bei dem unter 2. genannten Personenkreis indiziert, wenn Kutantests negativ oder zweifelhaft ausgefallen sind. Viele Allergologen beginnen prinzipiell mit dem Scratch- oder Pricktest und testen bei negativen Ergebnissen intrakutan weiter; von anderen wird jedoch wegen des Fehlens unspezifischer Traumen ausschließlich kutan getestet; es wurde ausgerechnet, daß drei Millionstel von 1 ml durch den Pricktest in die Haut eingebracht werden. Die Intrakutantestung ist nach Literaturangaben 100mal empfindlicher als die Kutantestung; sie ist daher naturgemäß wegen dieser hohen Empfindlichkeit spezifischer.

Die Korrelation des Pricktests mit der klinischen Vorgeschichte von Asthmatikern ergab in 73 % positive Reaktionen mit Hausstaub bei Vorhandensein einer entsprechenden Anamnese, in 44 % ohne diesbezügliche anamnestische Hinweise. Hauttests mit inhalativen Allergenen waren bei gesunden Medizinstudenten ohne familiäre oder eigene Allergiebelastung in 13 % positiv. Sichere Korrelationen zwischen klinischem Erscheinungsbild und Stärke der positiven Testergebnisse sind demnach nicht gegeben.

Durch Hautproben lassen sich zwei diagnostische Ziele verfolgen. Mit dem „Suchtest" ist es möglich, alle allergenspezifischen Sensibilisierungen zu identifizieren, während der „Bestätigungstest" anamnestisch vermutete Sensibilisierungen bestätigen soll.

Der atopische Symptomenkomplex (VOORHORST) hat als Charakteristikum positive Hautreaktionen gegenüber sonst unschädlichen Umgebungssubstanzen, die vom Atopiker als Allergene „empfunden" werden. Nach VOORHORST (1962) läßt sich die „allergische" Rhinitis mit und ohne Asthma grob orientierend mit Hilfe von Hauttests in zwei Gruppen einteilen, nur Krankheitsfälle mit positiven Hautreaktionen sind in die atopische Krankheitsgruppe einzuordnen. Von einer Pollenatopie sollte man dann sprechen, wenn die Anamnese von Atopikern mit positiven Hautreaktionen gegenüber Pollen keine klinischen Hinweise einer Pollenüberempfindlichkeit aufweist und wenn eine spätere Erkrankung daran aufgrund des Alters unwahrscheinlich geworden ist.

Der Aussagewert von Intrakutantestungen ist bei sehr vielen Formen von Arzneimittelallergien nicht sehr hoch; probatorisch durchgeführte Penicillin-Intrakutantests mit negativer Hautreaktion schließen einen anaphylaktischen Schock bei späterer Penicillininjektion nicht aus, Hauttests (0,01 E Penicillin G intradermal) sind nur bei 30 % der klinisch bekannten Penicillinallergiker positiv (RUSSELL u. LESSOF 1971). Positive Penicillin-G-Tests fanden sich ausschließlich bei vorausgegangenen anaphylaktischen Allgemeinreaktionen.

Zum Verständnis der diesen Hautreaktionen zugrundeliegenden serologischen Reaktionen ist es notwendig, kurz auf diese serologischen Grundlagen und deren morphologische Äquivalente einzugehen (s. auch Beiträge von A. de Weck und von M. Werner).

Die *Sofortreaktion* (immediate type I), wegen ihres raschen Auftretens auch als anaphylaktische Reaktion bezeichnet, wird durch nichtpräzipitierende, hitzelabile Antikörper vom Reagintyp vermittelt. Bei der großen ätiopathogenetischen Bedeutung der Kapillargewebseinheit im Testareal können psychologische Faktoren, infektive oder endokrine Störungsmomente oder unspezifische Reizfaktoren eine große, dann nichtimmunologische Rolle spielen, so daß das Testergebnis dieser primär immunologisch begründeten Reaktion „unspezifisch" verwischt wird.

Sofortreaktionen des Atopikers gegenüber bakteriellen Allergenen, d. h. gegen deren Polysaccharide, haben engere Beziehung zu abgelaufenen Infektionen als zu aktuellen allergischen Erkrankungen.

Die *verzögerte Reaktion* (delayed type IV) vom Tuberkulintyp, als Hauttest zum Nachweis einer infektiven Allergie und der Kontaktsensitivität geeignet, hängt aufgrund der hier vorliegenden anatomischen Veränderungen vom Vorhandensein reaktiver lymphozytärer Elemente und von der mehr oder weniger indurierten Gewebstextur ab. Damit sei ein kurzer Hinweis auf die Wichtigkeit der Beschaffenheit (z. B. altersbedingte u. a., z. B. pigmentöse Veränderungen) der Haut für die Beurteilung positiver Reaktionen gegeben.

Bei der *Arthus-Reaktion* (Typ III) interessieren den Kliniker Hautreaktionen mit Aspergillus-, Askaris- und Schilddrüsenantigen. Die Existenz präzipitierender, passiv mit Serum übertragbarer Antikörper ist die serologische Grundlage. Spezielle Kontraindikationen sind hier nicht bekannt, wenn man die Übertragung des Hepatitisvirus durch Gewebsextrakte berücksichtigt.

Hauttestungen bei bakteriellen Infektionen (Streptokokken, Corynebacterium diphtheriae; Lepromintest) basieren ebenfalls auf zirkulierenden Antikörpern; negative Ergebnisse können entweder beim Fehlen einer aktuellen oder früheren Infektion oder bei Anergie vorkommen, wichtig ist vor allem der Umschlag von früher negativen in positive Resultate.

Indikationen und ihre Voraussetzungen

Zu den Voraussetzungen, Kutantestungen durchzuführen, gehören zwei wichtige Punkte:

1. Der Patient sollte an einer Erkrankung eines Organs oder eines Organsystems leiden, deren allergisch-hyperergischer oder immunologisch gesicherter Auslösungs- bzw. Unterhaltungsmechanismus im Bereich des Möglichen liegt; mit anderen Worten, es sollten bereits von anderer Seite ähnlich gelagerte Krankheits- oder Symptombilder beschrieben oder beobachtet worden sein, deren allergische Pathogenese geklärt werden konnte. So gibt es eine Reihe von Krankheitsbildern, z. B. herdförmige disseminierte Entzündungen des Zentralnervensystems, die wohl tierexperimentell durch Sensibilisierung oder Immunisierung erzeugt worden sind, die aber in der Humanpathologie kein klinisch gesichertes Äquivalent aufweisen.

2. Die allgemeine Symptomatik dieser organ- oder organsystemgebundenen Erkrankung sollte in ihrem Anfallscharakter oder schubweisem Verlauf eine Sensibilisierung als „Initialzündung" vermuten lassen, wobei Rezidive nach erneuter Zufuhr des Allergens Schockfragmenten entsprechen.

Diese Indikationen sollen zum Ausdruck bringen, daß man Hauttestungen nur bei Erkrankungen durchführen sollte, die von ihrer Symptomatik her auf die allergisch-hyperergische Pathogenese als einen wesentlichen Auslösungsmechanismus hinweisen. Die allergische

Diagnostik weist damit einen „spezifischen" Charakter auf, da der Versuch unternommen werden soll, das ursächliche oder allergisierende Agens ausfindig zu machen.

Eine vollständige klinische Untersuchung mit spezieller organgebundener Diagnostik einschließlich Vorgeschichte, physikalischer Untersuchung und entsprechender Laboratoriumsmethoden mit Funktionsdiagnostik ermöglicht im allgemeinen einen genügenden Beweis, daß eine „allergische Grundsituation" gegeben ist. Kein Patient sollte ohne eine vorhergehende ausführliche und gezielte Anamneseerhebung und physikalische Untersuchung getestet werden (s. Beitrag WERNER, S. 4). Häufig machen diese beiden diagnostischen Punkte Hauttestungen unnötig. Hautproben, die bei fehlender „allergischer Grundsituation" angestellt werden, können mit ihren falschen Ergebnissen und den daraus gezogenen therapeutischen Konsequenzen Hauttestungen in Mißkredit bringen.

Kontraindikationen

Man hat lokale und generalisierte, d. h. im Gesamtorganismus begründete, Kontraindikationen für Hauttestungen abzutrennen.

Lokale Kontraindikationen

Die kapillarmikroskopischen und histologischen Befunde der Urtikariaquaddel sowohl an exzidierten Hautstücken urtikarieller Effloreszenzen als auch von Testreaktionen der Haut (S. 57) zeigen Erweiterung und peri- oder prästatische Hyperämie der subpapillären Gefäße sowie ein Ödem teils des Papillarkörpers, teils der tieferen Bindegewebsschichten neben perivaskulären Zellinfiltraten. Diese gesteigerte aktive und passive Beteiligung der Endstrombahn bei den Hautreaktionen weist auf die Bedeutung des peripheren Gefäßnetzes hin. Normale, gleichmäßige Durchblutungsverhältnisse der Haut sind daher wichtige Voraussetzungen für die Verwertbarkeit der Testergebnisse. Daraus ergeben sich lokale Faktoren, die die Aussagefähigkeit von Hautproben erheblich beeinträchtigen und daher als Kontraindikationen anzusehen sind:

— akute und chronische Ekzeme bzw. Neurodermitiden aller Altersklassen; z. B. die konstitutionell erhöhte Quaddelbereitschaft beim endogenen Ekzematiker (STÜTTGEN 1965),

— sekundär entzündliche oder sekundär degenerative Veränderungen, z. B. bei der Ichthyosis oder Sklerodermie,

— eine generalisierte Urtikaria hat ebenso wie der verstärkte Dermographismus, z. B. bei endokrinen Gleichgewichtsstörungen, eine
überdurchschnittliche Vasolabilität, die die diagnostische Auswertung von Hautreaktionen unmöglich machen kann,

— Sekundärinfektionen der Haut sind wegen der Gefahr einer Keim-
verschleppung absolute Kontraindikationen.

Allgemeine Kontraindikationen

Die allgemeinen Kontraindikationen oder falsche Zeitpunkte für die
Vornahme von Hauttestungen aus internistischer Sicht interessieren
hier besonders, da sie sowohl in einer allgemeinen Konstitutions-
eigentümlichkeit als auch im Krankheitsbild begründet sein können,
dessen allergische Pathogenese durch die Hauttestungen aufgeklärt
werden soll. Diese Kontraindikationen ergeben sich aus der Kenntnis
der wichtigsten Nebenerscheinungen, die bei Testungen auftreten
können:

— In seltenen Fällen können starke Lokalreaktionen mit entzündlicher Komponente auftreten, es handelt sich hierbei um Kompli-
kationen, die eigentlich nicht als Kontraindikationen anzusehen
sind;

— Reaktionen am Schockorgan, vor allem am Respirationstrakt, an
der Augenbindehaut, seltener am Magen-Darm-Trakt, besonders
bei früheren Testungen.

Daraus ergibt sich für den Arzt, mit Testungen dann zurückhaltend
zu sein, wenn eine Anfallsymptomatik von fraglich allergischem
Charakter an einem Organ noch vorhanden ist oder eben erst durch
ein Antiallergikum im weitesten Sinne oder ein anderes, an diesem
Schockorgan angreifendes Pharmakon unterbrochen werden konnte.
So sind z. B. Hauttestungen mit inhalativen Allergenen dann zu vermeiden, wenn ein Asthmaanfall eben erst erfolgreich kupiert werden
konnte. Das fraglich allergisch erkrankte Schockorgan sollte 4 bis 6
Tage subjektiv und klinisch beschwerde- und symptomfrei sein.

Von großer Bedeutung sind auch bakterielle und entzündliche Sekun-
därerscheinungen am Schockorgan, die zur Zurückhaltung mit Testungen raten. Sekundärbronchitische und bronchiektatische Veränderungen, die auch zu entzündlichen Allgemeinreaktionen wie subfebrilen
Temperaturen, Senkungsbeschleunigung und entzündlichen Blutbild-
verschiebungen geführt haben, sind zuerst weitgehend zu sanieren
oder zu beseitigen. Erst dann wird man nach dem klinischen Bild

beurteilen können, ob die asthmatischen Beschwerden Folge der akutentzündlichen Bronchialaffektionen im Sinne eines unspezifischen Reflexasthmas sind oder ob ein primär allergisches Bronchialasthma durch bakterielle Infekte kompliziert ist. Entsprechendes gilt bei den Inhalationsallergien des Nasen-Rachen-Raumes und des oberen Respirationstraktes. So sind zunächst polypöse Wucherungen im Nasen-Rachen-Raum und andere Anomalien im Nasennebenhöhlenbereich zu beseitigen bzw. zu korrigieren, ehe man etwas von therapeutischen Konsequenzen erwarten kann, die aufgrund der Hauttestungen vollzogen werden. Der umgekehrte Weg, wie er gelegentlich von Hals-Nasen-Ohren-Ärzten vorgeschlagen wird, ist sicher nicht optimal und der Gedankengang, zuerst die spezifische Hyposensibilisierung nach Antigenanalyse und dann — bei negativem Erfolg — die operative Sanierung vorzuziehen, ist nicht als günstig anzusehen.

Eine weitere, generell sehr schwer zu beantwortende Frage ist die nach der pathogenen Bedeutung degenerativer, nichtentzündlicher Veränderungen am Schockorgan. Es ist sehr schwer, eine spastische Bronchitis beim Lungenemphysem des älteren Menschen nach Anamnese und klinischen Befunden ausschließlich durch Hauttestungen — ohne inhalative Antigenexposition bzw. klinisch-pharmakologische Tests — als allergisch bedingt zu identifizieren. Auch ist das Asthma bronchiale vom Asthma cardiale abzutrennen und bei einem sog. „Asthma mixtum" zunächst die kardiale Komponente zu behandeln und einer Besserung zuzuführen, bevor durch Hautproben diagnostische Schlüsse mit entsprechenden therapeutischen Konsequenzen gezogen werden. Zum Ausschluß oder zur Klärung von Lungenveränderungen ist es nötig, Röntgenaufnahmen anfertigen zu lassen. Während alte, seit Jahren inaktive produktiv-zirrhotische tuberkulöse Herde bei sonst fehlenden Aktivitätszeichen keine Kontraindikation zur Testung darstellen, sind fakultativ offene, tuberkulöse Veränderungen so lange eine Gegenanzeige für diagnostische Hautproben, bis das Gegenteil sicher erwiesen ist.

Weitere Kontraindikationen allgemeiner Art sind ein abgelaufener Myokardinfarkt, eine dekompensierte muskuläre Herzinsuffizienz, eine schwere Thyreotoxikose, ein dekompensierter und zur Ketoazidose neigender Diabetes mellitus sowie eine Niereninsuffizienz mit Retention harnpflichtiger Substanzen.

Besondere Zurückhaltung für die Durchführung von Allergenhautproben ist im Verlauf einer Schwangerschaft geboten. Durch die im Bereich der Hautreaktion als örtliche Allergen-Antikörper-Reaktion frei werdenden Mittlersubstanzen vom Histamincharakter kann es an einem in erhöhter Reaktionsbereitschaft befindlichen Uterus zu Blutungen, Auslösung von Wehen und sogar zum Abort kommen. Deshalb besteht eine absolute Kontraindikation für Hauttestungen bei zum Abort neigenden Frauen und in allen Fällen während der ersten vier Schwangerschaftsmonate.

Es ist auch notwendig, auf die Frage einzugehen, ob diagnostische Hauttestungen während einer spezifischen Hyposensibilisierung mit den Allergenen durchzuführen sind, mit denen diese Hyposensibilisierung eben abläuft. Wenn auch für den Einzelfall keine allgemeingültige Regel aufzustellen ist, so glaube ich aber, daß eine zusätzliche Antigenzufuhr während dieser spezifischen Behandlung die Gefahr eines drohenden anaphylaktischen Schocks erhöhen kann.

Die Frage der Notwendigkeit bzw. Zweckmäßigkeit wiederholter Testungen, z. B. im Rahmen angeforderter Nachbegutachtungen oder zu mehrmaligen Erfolgsbestätigungen nach durchgeführten Hyposensibilisierungen, wird immer wieder diskutiert. Den Einwänden gegen allzu häufige Hauttestungen (Auftreten einer Überempfindlichkeit, Verschlimmerung bereits vorhandener Sensibilisationen) stehen gute Gründe für die Notwendigkeit und sichere Aussagefähigkeit wiederholter Hauttests gegenüber (s. auch S. 52).

Kontraindikationen von seiten des Allergens

Schließlich müssen eine Reihe von Eigenschaften des Allergens erfüllt sein, damit es, kutan oder intrakutan eingebracht, tatsächlich die spezifischen reaktiven Eigenschaften einer Antigen-Antikörper-Verbindung entwickelt. Besonders bei berufsbedingten Allergenen nichtorganischer Herkunft, bei Haptenen oder Halbantigenen, wird es notwendig sein, eine Komplettierung zum Vollantigen über eine Serumschiene durch Konjugation des Allergens an Humanserum durchzuführen. Es ist weiter notwendig, sich über die „Gewebefreundlichkeit" oder „Gewebefeindlichkeit" eines in Allergeneigenschaft anzuwendenden Stoffes klar zu werden. So ist es z. B. nicht möglich, die fraglich antigene Potenz von Siliciumdioxyd durch Testungen zu prüfen, auch nicht in Kombination mit Lungengewebeeiweiß, da der Siliciumdioxyd-Lungengewebeeiweiß-Komplex zu Keloidbildungen und Fremdgranulomen führen kann (immunologische und nichtimmunologische granulomatöse Reaktionen).

Auf der anderen Seite können aggressive bzw. zu konzentrierte Allergene oder Allergenmischungen (z. B. auch Pollenallergene), deren Einzelkomponenten bereits positive Hautreaktionen auszulösen vermögen, häufiger zu einer konstitutionellen Allgemeinreaktion führen. Aus diesen klinischen Beobachtungen resultiert das Vorgehen, unter Auslassung des Scratchtests mit Intradermaltestungen zu beginnen, wobei eine Verdünnung 1 : 100 der Scratchtestkonzentration genommen wird.

Aus diesen Ausführungen über Indikationen und Kontraindikationen von diagnostischen Hautproben sollte ersichtlich werden, daß die Aufstellung eines individuellen Testplanes nach gründlicher Voruntersuchung eine verantwortungsvolle Aufgabe des Allergologen darstellt. Der Beitrag hat nicht den Zweck, ängstlich zu machen, vor diagnostischen Hauttestungen zu warnen oder sie vielleicht als gefährlich hinzustellen. Es sollte nur auf einige Gesichtspunkte hingewiesen werden, deren Beachtung wichtig ist, um Fehlbeurteilungen von positiven und negativen Testergebnissen weitgehend auszuschalten und um störende oder unerwünschte Nebenwirkungen zu vermeiden. Erst mit der Kenntnis von Indikationen und Kontraindikationen ist die Position der allergischen Hautproben im Rahmen des diagnostischen Plans allergischer Krankheiten präzisiert.

Literatur

Finke, S. R., M. H. Grieco, J. T. Connelli, E. C. Smith, W. B. Sherman: Results of comparative skin tests with penicilloylpolylysine and penicillin in patients with penicillin allergy. Amer. J. Med. 38 (1965) 61

Gronemeyer, W.: Kritische Stellungnahme zu den diagnostischen Methoden bei allergischen Krankheiten. Arch. klin. exp. Derm. 213 (1961) 381

Hale, R.: Skin test positiv — clinically negativ. Ann. Allergy 27 (1969) 280

Hansen, K., M. Werner: Lehrbuch der klinischen Allergie. Thieme, Stuttgart 1967

Kämmerer, H., H. Michel: Allergische Diathese und allergische Erkrankungen. Bergmann, München 1956

Michel, H.: Der Konstitutionsbegriff in der Allergie. In: Allergie- und Immunitätsforschung. Verh. dtsch. Ges. Allergie- u. Immun.-Forsch., Bd. 1, Schattauer, Stuttgart 1965

Michel, H.: Indikationen, Kontraindikationen und diagnostischer Aussagewert von Hauttestungen. Dtsch. med. J. 22 (1971) 105

Pepys, J.: Skin tests in diagnosis. In: Clinical aspects of Immunology, 2. Aufl., hrsg. von P. G. H. Gell, R. R. A. Coombs. Blackwell, Scientific Publications, Oxford 1968

Raab, W., H. Kleinsorge: Diagnose von Arzneimittelallergien. Urban & Schwarzenberg, München 1968

Russell, A. S., M. H. Lessof: Hypersensitivity to drugs. Clin. Allergy 1 (1971) 179

Steffen, C.: Allgemeine und experimentelle Immunologie und Immunpathologie sowie ihre klinische Anwendung. Thieme, Stuttgart 1968

Stüttgen, G.: Die normale und pathologische Physiologie der Haut. Fischer, Stuttgart 1965

Swineford jr., O.: Skin testing in atopic allergy. Postgrad. Med. 45 (1969) 167

Veltman, G.: Zur Frage der wiederholten Hauttestung bei Nachbegutachtungen. Berufsdermatosen 16 (1968) 109

Voorhorst, R.: Basic facts of allergy. Stenfert Kroese, Leiden 1962

Allergische Begleitreaktionen bei Hauttestungen und ihre Behandlung in Klinik und Praxis

Von V. Ruppert und M. Werner

Unerwünschte Begleitreaktionen sind bei sachgemäß durchgeführter Allergiediagnostik, die subtile Anamneseerhebung, genaue Angaben über Expositionsbezüge, sachverständige Methodik der Hautproben und krankheitsbezogene Auswahl der Allergene und Allergendosierung berücksichtigt, äußerst selten. Verbindliche Angaben über die Häufigkeit von Begleitreaktionen liegen nicht vor, da bisher weder entsprechende Durchschnittskollektive noch methodisch einwandfrei erhobene Beobachtungen vorliegen. Auf jeden Fall sind lebensbedrohliche Zwischenfälle als allergische Begleitreaktionen bei Hauttestungen durch eingehende klinische Voruntersuchungen immer zu vermeiden, wie unsere Beobachtungen an mehr als 10 000 intrakutan und kutan getesteten Patienten ergeben haben. Diese Erfahrungen schließen aber nicht aus, daß bei Hauttestungen allergische Begleitreaktionen im Einzelfall auftreten können. Sie sind nicht nur bei Durchführung intrakutaner und kutaner, sondern auch bei epikutanen Testuntersuchungen angegeben worden (s. Beitrag GOTTMANN-LÜCKERATH u. STEIGLEDER, S. 119).

In Abhängigkeit von der Applikationsart des Allergens, der allergenen Potenz und dem Sensibilisierungsgrad treten auf den Testort beschränkte „übersteigerte Lokalreaktionen" oder aber auch hämatogen ausgelöste „allgemeine Schockreaktionen" („primäres allergisches Kreislaufversagen", HOIGNÉ 1965) sowie „organbegrenzte Schockfragmente" (HANSEN) wie Urtikaria, Quincke-Ödem, Migräne, Rhinopathie, Asthma bronchiale, Enteropathie, Arthropathie u. a. auf. Die unterschiedlichen Manifestationen können einzeln und isoliert ablaufen, aber auch aus einer Lokalreaktion kann sich die hämatogene Symptomatik bis zum systemischen Schockgeschehen entwickeln. Bei diesen pathogenetischen Tatsachen ist die Behandlung der unerwünschten allergischen Begleitreaktionen allgemein auf drei Fakten abzustellen:

— Ein weiterer Einstrom des auslösenden Allergens vom Testort aus ins umgebende Gewebe und in den Blutkreislauf muß verhindert werden.

— Der pathogenen Allergen-Antikörper-Reaktion ist unmittelbar entgegenzuwirken.

— Die Folgen der Allergen-Antikörper-Reaktion als Organmanife-
station oder als reaktive Schocksymptomatik am Kreislaufsystem
sind zu beheben.

Der anaphylaktische Schock und die milderen Formen des Schockgeschehens wie Schockfragmente und auch übersteigerte Lokalreaktionen sind nicht nur durch ihre allergische Auslösung, sondern auch in
ihrer Symptomatik besonders geprägt; dabei kann das Vollbild des
anaphylaktischen Schocks das Modell für das therapeutische Vorgehen abgeben.

Im Vordergrund des allergischen Schockgeschehens steht die Vermehrung der Kapillarpermeabilität und offenbar auch die Erhöhung
der Membranpermeabilität vieler anderer Körperzellen, so daß ein
„Verbluten" in die Mikrozirkulation und durch Plasmaaustritt in den
interstitiellen Raum die Folge ist. Die hämodynamischen Gegebenheiten sind weiterhin vermindertes Herzminutenvolumen und herab-
gesetzter zentraler Venendruck bei unterschiedlichem Verhalten des
peripheren Widerstandes mit vorwiegender Vasodilatation (PICHLMAYR
1971). So kommt es zu einer schnellen Widerstandssenkung mit Blut-
drucksturz und Störungen des venösen Rückflusses. Bei einer Beteiligung von Pulmonalisarteriolen und häufiger noch von Bronchiolen
wird eine Verengerung der Lungenstrombahn als Zirkulationshindernis
effektiv. Die Schockbehandlung ist für den Augenblick um so wirksamer und für die Dauer um so erfolgreicher, je früher sie beginnt
und je gezielter sie im jeweiligen Stadium des Schockablaufs ist.

Um effektvolle Behandlungsmaßnahmen durchführen zu können und
um bei auftretenden allergischen Begleitreaktionen der Ausbildung
eines möglicherweise perniziösen anaphylaktischen Schocks zuvorzu-
kommen, ist jeder allergologisch tätige Arzt verpflichtet, eine stets
griffbereite „Schockapotheke" bereitzuhalten; sie sollte die in Tab. 9
aufgeführten Medikamente enthalten.

Eine übersteigerte Lokalreaktion mit Schwellung, Rötung, Juckreiz,
Hitze oder schmerzhaftem Spannungsgefühl soll zur Linderung der
Beschwerden mit Antihistaminika- oder Kortikosteroidsalben behandelt werden. Wichtig ist in diesen Fällen wegen der gelegentlich möglichen Ausweitung zu einem umfassenderen Schockgeschehen eine
genaue Überwachung des Patienten bis zum Abklingen der Hautreaktion. Bei zu heftigen Hautreaktionen am Unterarm empfiehlt sich,
zur Abschnürung des Oberarms eine entsprechende Staubinde bereitzuhalten.

Tabelle 9

Inhalt der Schockapotheke

1. Adrenalin (Suprarenin)- oder Noradrenalin (Arterenol)-Ampullen der 1⁰/₀₀igen Lösung zur i.m. oder i.v. Injektion
2. Isoprenalin (Aludrin) oder Metaproterenol (Alupent) zur i.v. Injektion
3. Wasserlösliche Prednisolon-Präparate (z. B. Ultracorten-H, Solu-Decortin-H, Urbason u. a.) in Ampullen mit 25 oder 40 mg zur i.v. Injektion
4. Antihistaminika (z. B. Sandosten-Calcium u. a.) in Ampullen zur i.v. Injektion
5. Volumenersatzmittel in Flaschen mit 500 ml zur Infusion (z. B. Rheomacrodex, Periston, Haemaccel u. a.)
6. Aminophyllin (Euphyllin)-Ampullen (0,24 g), Germakellin oder Afpred bzw. Afpred forte zur i.v. Injektion
7. Herz- und kreislaufwirksame Medikamente (Strophanthin, Cardiazol, Coramin, Novadral)
8. Barbiturate (z. B. Evipan-Natrium u. a.)
9. Entwässernde Medikamente wie Furosemid (Lasix) 20 bis 40 mg zur i.v. Injektion

Sobald eine Ausbreitung der Reaktion über den Testort hinaus erfolgt, d. h. sobald sich Juckreiz, Urtikaria, Hautröte, Spannungs- oder Schwellungszustände ausdehnen, ist es notwendig, die Antigenapplikationsstelle mit Adrenalin (0,3 bis 0,5 ml in 10 ml physiologischer Kochsalzlösung verdünnt) zu unter- und zu umspritzen und i.v. Antihistaminika zu geben. Wenn unmittelbar nach der langsamen Injektion des Antihistaminikums die Hauterscheinungen sistieren oder rückläufig sind und keine andersartigen schockverdächtigen Manifestationen auftreten, kann man sich auf diese Therapie beschränken. Bei weiterem Auftreten von Schockfragmenten wie ausgedehnte Urtikaria mit Juckreiz, Quincke-Ödem (Gesichts- oder Glottisödem!), Bronchialasthma, Blässe, Herzklopfen, Migräne usw. sollten auf jeden Fall 50 bis 100 mg eines wasserlöslichen Prednisolon-Präparates und unmittelbar anschließend Sandosten-Calcium i.v. gegeben werden. Antihistaminika und Kortikosteroide dürfen nicht in der gleichen Spritze aufgezogen werden, da ihre Mischung selbst in hoher Verdünnung einen Niederschlag bildet (HOIGNÉ 1965); die i.v. gelegte Kanüle kann aber liegen bleiben und so für beide Injektionen verwendet werden. Ist unter diesen Injektionen in den folgenden 3 bis 5 Minuten keine Besserung der Beschwerden und kein Rückgang der Symptomatik zu beobachten, besteht der Verdacht des anaphylaktischen Schocks, dessen Vorboten wie Hitzegefühl, Brennen und Jucken auf der Zunge und der Mundschleimhaut, aber auch in den Handtellern und an den Fußsohlen, richtig erkannt werden müssen und die sofortige Einleitung der „Schocktherapie" veranlassen sollten. Bei Auftreten eines Larynxödems werden unter Umständen Intubation oder Tracheotomie erforderlich; bei Ausbildung eines Bronchialasthmas kann die Gabe von Aminophyllin i.v. (z. B. auch als Germakellin oder Afpred bzw. Afpred forte) notwendig sein.

Unter Blutdruckabfall, Atemnot, Zyanose, Schweißausbrüchen, motorischer Unruhe mit Tachy- oder Bradykardie, Blässe, kalten Akren, Herzklopfen, Angstgefühl und Bewußtseinsverlust bildet sich der anaphylaktische Schock als allergisches Kreislaufversagen aus; dabei sind in mehr als der Hälfte der Fälle typische Begleitsymptome wie juckendes Exanthem (25 %), anfallsartiges Asthma bronchiale (19 %) und Larynxödem (12 %) zu beobachten. Da erfahrungsgemäß ein Schockzustand um so schwerer ist, je früher er nach Kontakt des Organismus mit dem pathogenen Allergen auftritt, ist rasches, unverzügliches Handeln entscheidend. Dabei sollte in folgender Reihenfolge vorgegangen werden:

Zunächst erfolgt die i.v. Injektion von Adrenalin oder der synthetischen Adrenalinabkömmlinge Isoprenalin oder Metaproterenol, zumal diese auch eine broncholytische Wirkung entfalten, dann Injektion von Prednisolon in einer Dosierung von 50 bis 200 mg i.v. und danach erst die Infusion von Volumenersatzmitteln, da sich eine hypovolämische Komponente erst später ausbildet; dabei können 100 bis 200 mg Novadral pro 500 ml beigegeben werden. Der Blutdruck soll systolisch 100 bis 110 mmHg nicht übersteigen. Bei systolischen Blutdruckwerten über 90 mmHg sind Stoffe mit Betarezeptorwirkung (z. B. Isoproterenol) und bei denen unter 90 mmHg sind Infusionen mit Arterenol indiziert.

Bei Störungen der Ventilation und des Gasaustausches ist die Zufuhr von angefeuchtetem Sauerstoff notwendig. Dafür ist ein Sauerstoffinhalationsgerät mit einem ausreichenden Sauerstoffspeicher verwendungsbereit zu halten. Für die ärztliche Praxis stehen neben den bekannten Geräten vom Draeger-Werk Lübeck u. a. einfache Sauerstoffmasken (Ox-Vital Sauerstoffmasken und Sauerstoffgerät der Firma Miczka KG, Marl) zur Verfügung.

Bei Ödembildung, besonders bei einem Glottis- oder Hirnödem, ist eine entwässernde Therapie mit Furosemid (Lasix 20 bis 40 mg) i.v. angezeigt. Bei auftretenden Krampfzuständen müssen Barbiturate (z. B. 0,2 bis 0,5 g Evipan-Natrium) langsam i.v. verabfolgt werden.

In ganz seltenen bei der Allergiediagnostik glücklicherweise praktisch nie vorkommenden Fällen kann auch eine Intubation oder Tracheotomie notwendig werden. Da in der Praxis diese Möglichkeiten meistens nicht vorhanden sind, erscheint es notwendig, bei schweren Schockzuständen rechtzeitig den Krankenwagen oder in Großstädten den Notarztwagen herbeizurufen.

Zusammenfassend seien für die Behandlung allergischer Begleitreaktionen folgende Leitsätze gegeben:

— Jede übersteigerte Lokalreaktion ist genauestens auf ihre mögliche Ausbreitung zu beobachten.

— Wenn sich eine Zunahme der örtlichen Reaktion in der Umgebung des Testortes oder wenn sich allergische Reaktionsmanifestationen in anderen Organbereichen zu erkennen geben, ist neben einer örtlichen Anwendung von Adrenalin die Gabe von Kortikosteroiden i.v. und in leichteren Fällen von Antihistaminika angezeigt.

— Bei drohendem oder schon eingetretenem anaphylaktischen Schock sind zunächst und vor allem i.v. Injektionen von Adrenalinkörpern und von Kortikosteroiden zu geben und danach erst Volumenersatzmittel mit Zusatz gezielter Adrenalinabkömmlinge zu infundieren. Sauerstoffinhalation und Beatmungshilfen sind nach Bedarf einzusetzen.

Literatur

Gersmeyer, E. F., E. C. Yasargil: Schock- und Kollaps-Fibel. Thieme, Stuttgart 1970

Hansen, K., M. Werner: Lehrbuch der klinischen Allergie. Thieme, Stuttgart 1967

Hoigné, R.: Die Behandlung der bedrohlichen allergischen Reaktionen. Schweiz. med. Wschr. 93 (1963) 408

Hoigné, R.: Arzneimittelallergien. Huber, Bern 1965

Kleim, U.: Über den Schock. Krankenhausarzt 40 (1967) 1

Pichlmayr, I.: Der Schock. Fortschr. Med. 89 (1971) 781, 817

Spezifische Provokationsproben am Manifestationsorgan

Von E. Fuchs

Die experimentelle Anwendung von Allergenen in der natürlichen Form oder in Form eines Allergenextraktes erlaubt bei der großen Gruppe der allergisch (d. h. durch Antikörperdiathese) bedingten und ausgelösten Funktionsstörungen und Krankheiten an Auge, Nase, Bronchien, Magen, Darm usw. grundsätzlich folgendes:

— Reproduktion des klinischen Syndroms (Konjunktivitis, Rhinitis, Bronchiolenasthma, Enteritis usw.) unter weitgehender Nachahmung der „natürlichen" Expositionsbedingungen,

— Beantwortung der für die Allergieanalyse so wichtigen Frage, inwieweit ein durch verschiedene Hautproben (oder moderne invitro-Proben) ermitteltes Allergen auch *aktuelle* Bedeutung für das klinische Syndrom besitzt.

Der Nachweis der aktuellen bzw. pathogenen Sensibilisierung ist für die Abklärung des Krankheitsbildes und besonders für die sich daraus ergebenden Konsequenzen (Bettensanierung, Wohnungswechsel, Nahrungsmittelkarenz, Arzneimittelkarenz, Hyposensibilisierung, Berufswechsel bzw. Entschädigungspflicht nach Ziffer 41 der VII. Berufskrankheitenverordnung) sehr bedeutungsvoll.

Provokationsproben mit nativen Allergenen oder Allergenextrakten an den Schleimhäuten von Auge und Nase gehören daher seit langer Zeit zu den Standardmethoden der Allergiediagnostik, während Bronchialtests wegen der oft nicht vorhersehbaren Intensität des Reaktionserfolges bis vor kurzem als gefährlich galten.

Sämtliche Provokationsproben, gleichgültig welches Organ „belastet" werden soll, sind möglichst im krankheitsfreien Intervall auszuführen. Der Proband darf im einzelnen nicht wissen, mit welchem Allergen er „belastet" wird, oder ob es sich nur um einen Kontrolltest mit einem indifferenten Stoff handelt. Auch ist darauf zu achten, daß mindestens 12 Stunden vorher Medikamente oder therapeutische Instillationen und Inhalationen (besonders Antihistaminika oder Pharmaka vom Wirkungstyp Adrenalin-Ephedrin) nicht verabfolgt sind. Als Ausnahme gilt, wenn ein Allergiker auf eine tägliche — notwendige — Kortikoiddosis (Erhaltungsdosis) von z. B. 5 bis 7,5 mg

Prednisolon oder 4 bis 6 mg Triamcinolon eingestellt ist. Bei den Provokationsproben mit nutritiven Allergenen am Magen und Dünndarm ist eine der Prüfung vorausgehende, mindestens 10tägige Karenz des verdächtigen Nahrungsmittelallergens notwendig, um einwandfreie Röntgenbefunde zu erhalten. Zur Behandlung von evtl. stärker auftretenden Organreaktionen, vor allem aber von schwereren allgemeinen Schockerscheinungen als Folge der Provokationen mit Allergenen muß stets eine einsatzfähige „Schockapotheke" griffbereit sein (S. 93). Der Ausgang einer schweren Allgemeinreaktion entscheidet sich unter Umständen in den ersten Minuten.

Auge

Die Ophthalmo- oder Konjunktivalprobe gestattet im entzündungsfreien Intervall in einfacher Weise die Sensibilisierung der Konjunktiva zu erweisen. Mit der Ophthalmoprobe können stets nur wenige Allergene überprüft werden („Bestätigungstest"); die Indikation zur Ausführung soll sehr sorgfältig gestellt werden und die Auswertung dem Erfahrenen überlassen bleiben.

Der entsprechende Grundversuch am Tier wurde von Riehm 1928 vorgenommen. Nach subkutaner Sensibilisierung von Kaninchen mit Pferdeserum erfolgte mehrere Wochen später die Auslösung einer allergischen exsudativen Entzündung der Bindehaut durch Eintropfen von Pferdeserum in den Bindehautsack. Mit pulverisiertem Pferdeserum ist der Reaktionserfolg noch eindrucksvoller.

Methodik der Ophthalmoprobe

In Abhängigkeit vom Sensibilisierungsgrad des Patienten und von der Allergenmenge, die in den Bindehautsack als Lösung (ein Tropfen des auf 1:10 oder 1:100 verdünnten allergenen Stammextraktes) oder auch als Substanz, z. B. Pollen, mit Pinsel, Glasstäbchen oder Zerstäuber (Vorsicht! — 10 Pollenkörner können bei einem hohen Sensibilisierungsgrad zur Reaktionsauslösung ausreichen) eingebracht wird, finden sich etwa 5 bis 15 Minuten nach der Allergenapplikation graduelle Abstufungen der Ophthalmoreaktion:

— schwache Reaktion: Rötung der Konjunktiva des Lides und der Karunkel, wechselnd starkes Fremdkörpergefühl und Jucken,

— mittelstarke Reaktion: außer den schon beschriebenen Veränderungen tritt umschriebene konjunktivale Injektion der Conjunctiva bulbi auf,

— starke Reaktion: ausgeprägte, konjunktivale Injektion der Conjunctiva bulbi mit Rötung der Konjunktiva des Lides und starkem Jucken,

— hochgradige Reaktion: zusätzliche ödematöse Durchtränkung der Konjunktiva des Lides (Chemosis) bei gleichzeitigem Juckreiz, Tränenfluß und Lichtscheu.

Bei sehr schnell eintretender Reaktion ist der Konjunktivalsack mit physiologischer Kochsalzlösung auszuspülen, um vor allem korpuskuläre Allergenreste zu entfernen, anschließend sind abschwellende (vasokonstringierende) Tropfen (Otriven, Nasivin, Yxin) zu instillieren. Wegen der Möglichkeit starker Reaktionen muß der Proband ständig beobachtet werden.

Phenol oder Merthiolat, die zur Konservierung den allergenen Stammextrakten meist zugesetzt sind, können gelegentlich Reizerscheinungen hervorrufen. Es empfiehlt sich daher, einen Kontrolltest mit der Verdünnungsflüssigkeit, meist physiologische Kochsalzlösung, der das Konservierungsmittel analog zugefügt ist, am anderen Auge oder an einem anderen Tag vorzunehmen.

Im Objektträgerausstrich der Tränenflüssigkeit lassen sich 10 bis 30 Minuten nach der Allergenapplikation häufig zahlreiche eosinophile Zellen finden. Eine starke Tränensekretion erschwert oft das Auffinden der Zellen. Die Unterschiede in der Intensität der Reaktion können als Maßstab für die zuerst zu wählende therapeutische Pollenextraktdosis bei der spezifischen Hyposensibilisierung dienen. Auch lassen sich in Modellversuchen mit dem Ophthalmotest protektive Medikamentwirkungen (SCHEVEN u. a.) prüfen sowie auch besondere Fragestellungen beantworten, so z. B. bei der sog. „derivativen" Allergie (FUCHS): Auslösung einer Ophthalmoreaktion bei einer penicillinallergischen Krankenschwester mit penicillinhaltigem Schweiß von mit Penicillin behandelten Patienten. Hierbei wird das Allergen durch einen Zwischenträger vermittelt. Diese Beobachtung zeigt u. a. die hochgradige spezifische Empfindlichkeit der sensibilisierten Konjunktivalschleimhaut gegen Allergenspuren.

Nase

Um die Allergiebedingtheit einer Rhinopathie und ihrer Äquivalente zu erweisen, müssen die wahrscheinlichen und die sicheren Kriterien allergischer Reaktionsformen im einzelnen herausgestellt werden. Für die Rhinitis gelten die gleichen Gesichtspunkte wie für die Diagnostik anderer allergischer Zustände.

Methodik der Nasalprobe

Das Allergen wird in seiner natürlichen Form (als Puder oder Staub) in die Nase geschnupft oder geblasen. Dabei können ungenaue und damit gefahrbringende Überdosierungen vorkommen. Man kann aber auch den allergenhaltigen, möglichst phenolfreien Extrakt auf die Mukosa als Spray stäuben oder mit einem Stieltupfer für 5 bis 10 Minuten in engen Kontakt mit der Nasenschleimhaut bringen. Die Extraktkonzentration kann im allgemeinen das zehnfache der als deutlich positiv zu bezeichnenden Hautreaktionsdosis betragen. Im übrigen gelten gleiche Gesichtspunkte wie beim inhalativen Provokationstest (S. 107). Im positiven Fall tritt noch meist während der Exposition die klinische Symptomatik wie Niesreiz, Rhinorrhoe, Verlegung der Nasenatmung durch Schleimhautschwellung, ferner Tränenfluß, Kopfschmerz, Bronchialasthma oder bei Verschlucken des Allergens auch Magensymptome auf. Bei zu starker lokaler Reaktion empfiehlt sich die lokale Anwendung von Otriven- oder Nasivin-Tropfen oder auch die Einnahme von Antihistaminika (Tavegil, Andantol forte usw.).

Einen gewichtigen Hinweis auf die Allergiebedingtheit gibt die Sekreteosinophilie (s. auch S. 9) *nach* der kurzen Exposition gegenüber dem Allergen, wenn Kontrollen mit den entsprechenden Verdünnungsflüssigkeiten der Allergenextrakte eine halbe bis eine Stunde vorher, besser noch am Tage vorher während eines beschwerdefreien Intervalles, negativ verlaufen sind. Die Eosinophilen ballen sich oft inselartig zusammen oder treten erst einige Stunden nach Beendigung der Exposition in Erscheinung. Auch ist eine Verdünnungswirkung durch das auftretende Sekret zu berücksichtigen. Die an der Luft getrockneten Objektträgerausstriche, gleichgültig ob Quetschpräparate oder mit einer Öse aufgetragene Ausstriche, werden mit May-Grünwald-Lösung wie Blutausstriche gefärbt. Vereinzelte eosinophile Leukozyten sind kein sicherer Beweis für eine Allergie. Häufig sind die Eosinophilen in Haufen angeordnet oder bis zu 100 und mehr im Gesichtsfeld zu zählen. Oft bewährt es sich, nach Allergenprovokation mehrere Sekretproben zu verschiedenen Zeiten zu untersuchen, um die aus dem Gewebe diffundierenden Eosinophilen wirklich zu erfassen. Kann das Sekret nicht ausgeschnupft werden, ist ein nasaler Abstrich etwa 40 Minuten (!) nach Beginn der Allergenapplikation anzufertigen. Häufig kann man aus dem Nebeneinander von Eosinophilen und Neutrophilen auf den begleitenden Infekt bzw. auf den alleinigen Infekt geschlossen werden. In einem zellreichen Sekret weist eine Zunahme der Eosinophilen um 20 % und mehr *nach* Allergenprovokation auf die Aktualität des Allergens hin. Das makroskopische Bild allein kann irreführend sein. Unserer Erfahrung nach gibt es nicht selten rein eitriges Nasen- und Bronchialsekret, das mikroskopisch ausschließlich aus Eosinophilen besteht und andererseits wässeriges, vermeintlich allergisches Nasensekret, in dem mikroskopisch nur Neutrophile zu finden sind.

Die direkte Betrachtung der Nasenschleimhaut nach Allergenprovokation läßt gleichartige Reaktionsstufen in Analogie zur Entwicklung der urtikariellen Sofortreaktion der Haut erkennen. Nach initialer Rötung zeigt die Schleimhaut etwa 5 bis 10 Minuten später ein streifig-fleckiges, marmoriertes Aussehen, das sich etwa nach weiteren 10 Minuten zu umschriebenen, teilweise konfluierenden, blaßgelblichen urtikariellen Plaques mit Austritt von feinen Sekrettropfen entwickelt. Funktionell entspricht der ödematösen Durchtränkung und Schwellung der Nasenschleimhaut eine Minderung der Luftstromgeschwindigkeit in der Nase, die sich durch Registrierung der nasalen Atemstoßkurve erfassen läßt (RÜDIGER 1961, SALOMON u. Mitarb., NAUMANN 1972).

Allein durch die Rhinoskopie ist meist die Unterscheidung nicht möglich, ob inhalative Allergene oder ob ein Infekt die Rhinopathie ausgelöst haben, wenngleich die allergisch gereizte Schleimhaut oft durch ein livides Aussehen, glasig-ödematöse Schwellung, Bildung weicher Polypen mit dazwischen gelagertem, schleimig-wäßrigem Sekret gekennzeichnet ist. Beim Infekt hingegen sind die Schleimhäute hochrot und die Gewebe eher derb, fibrös granuliert, das Sekret eitrig, Polypen kommen seltener vor.

Bronchien

CHARLES H. BLACKLEY hat 1873 als erster im Selbstversuch mit Blütenstaub und Penicilliumsporen einen inhalativen Provokationsversuch unternommen, um durch direkte und unmittelbare Symptomauslösung die Kausalität der vermuteten „Erregerstoffe" zu beweisen. Eine sehr starke klinische Sofortreaktion hinderte ihn jedoch an der Fortführung derartiger Experimente. Bei den erstmals von PEIPERS (1931) und in der Folge von zahlreichen anderen Autoren unternommenen, ähnlichen Provokationsversuchen wurde der Reaktionserfolg durch Auftreten subjektiver Beschwerden und durch Auskultation asthmatischer Symptome registriert. Infolgedessen führten derartige „Bronchialtests" nicht nur zu stärkeren und länger anhaltenden Dyspnoezuständen, sondern waren unter Umständen sogar mit dem Risiko eines anaphylaktischen Schocks belastet. — Erst seit der appa-

rativen Entwicklung der modernen Lungenfunktionsdiagnostik mit
der Möglichkeit, bereits beginnende Veränderungen der verschiedenen
Atemgrößen fortlaufend zu registrieren, gehören die inhalativen Provokationsproben mit Allergenaerosolen zu den Standardmethoden
der Allergiediagnostik, und zwar in erster Linie — wenn auch nicht
ausschließlich — für die Differentialpathogenese des multikausalen
asthmatischen Formenkreises. Es lassen sich in geschlossenen und
offenen Systemen funktionsanalytisch verschiedene Atemgrößen vor
und nach Allergeninhalation aufzeichnen, wobei es im Prinzip relativ
gleichgültig ist, welche der verschiedenen atemfunktionellen Parame-
ter gemessen werden (Abb. 28, Tab. 10). *Allen* Methoden haften mehr
oder weniger Vor- und Nachteile an. Das maximale exspiratorische
Atemvolumen pro Sekunde (Tiffeneau-Test, $FEV_{1,0}$) sowie das for-

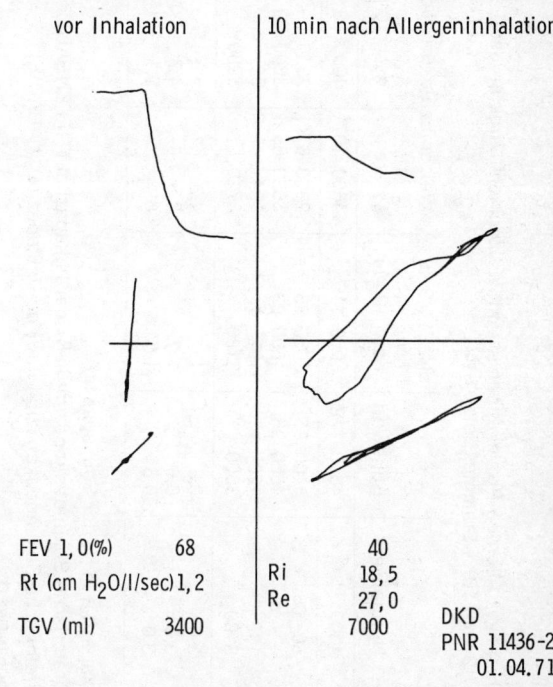

Abb. 28   Inhalativer Provokationstest mit Roggenmehlextrakt. $FEV_{1,0}$ (%)
= Sekundenkapazität in % der Ist-Vitalkapazität. R_t (cm $H_2O/l/sec$) = Gesamtatemwegswiderstand. TGV (ml) = thorakales Gasvolumen. R_i = inspiratorischer Atemwegswiderstand. R_e = exspiratorischer Atemwegswiderstand.

Tabelle 10. **Inhalativer Allergen-Provokationstest mit Weizenmehlextraktaerosol**
(Verdünnung 1:2 vom 10% Stammextrakt) **1 ml**

| | Normalwert | Ruhewert | NaCl 0,9% 1 ml nach 10 Min. | Weizenmehlextraktaerosol 1:2, 1 ml | | | Alupent 2% 5 Atemzüge nach 10 Min. |
				sofort	nach 10 Min.	nach 25 Min.	
VK ml/%	4300	4850=112	5000=116	4600=107	4000=93	4450=103	5000=116
$FEV_{1,0}$ ml/%	80–66	4100=85	3650=85	2900=67	2350=59	2750=62	3250=65
$FIV_{1,0}$ ml/%	–	4600=95	4600=93	3650=85	3600=90	3900=88	4400=88
AGW l/min	132	120	102	104	90	113	103
TGV	3100	3000	3180	3720	3900	3910	3780
R_t	3,0	0,6	1,0	4,3	5,5	4,8	1,4
R_i	3,0	0,6	1,0	3,8	4,7	3,7	1,4
R_e	3,0	0,6	1,0	6,4	7,1	6,8	1,4

VK = Vitalkapazität in % der Sollkapazität
$FEV_{1,0}$ = exspiratorische Sekundenkapazität in % der Istkapazität (TIFFENEAU)
$FIV_{1,0}$ = inspiratorische Sekundenkapazität in % der Istkapazität (LABADIE)
AGW = Atemgrenzwert
TGV = thorakales Gasvolumen
R_t = Gesamtatemwegswiderstand
R_i = inspiratorischer Atemwegswiderstand
R_e = exspiratorischer Atemwegswiderstand

cierte exspiratorische Atemvolumen (FEV) mittels Vitalograph (DEBELIĆ 1968), desgleichen die Messung des Atemstoßes mittels Pneumometer (inhalativer Allergen-Pneumometrie-Test — IAPT — nach GRONEMEYER u. FUCHS 1955), der Atemgrenzwert (AGW) und die fortlaufende Registrierung der Vitalkapazität (VK) (HERXHEIMER) haben eine maximale aktive Mitarbeit des Probanden zur Voraussetzung. Hierdurch kann in einzelnen Fällen, besonders bei Begutachtungen, die Beurteilung erschwert sein oder unmöglich werden. Die einfache Pneumotachographie (WERNER) besitzt diesen Nachteil nicht, doch lassen sich signifikante Quotientenänderungen erst bei stärkeren Formabweichungen der registrierten in sich inhomogenen Kurven auswerten. Die neueren atemmechanischen Untersuchungsverfahren mittels Ganzkörperplethysmographie registrieren den bronchialen Strömungswiderstand (Resistance, R_t = Druckströmungsdiagramm) und die funktionelle Residualkapazität als endexspiratorisches thorakales Gasvolumen (TGV_e = Verschlußdruckkurve). Die letzteren Methoden machen jede aktive Mitarbeit des Untersuchten entbehrlich. Ein gewisser Nachteil ist eine äußerst hohe Empfindlichkeit, die im Hinblick auf unsere Fragestellung bei den hier zu ermittelnden Meßdaten unseres Erachtens nicht unbedingt notwendig ist, und dazu der zur Zeit noch bestehende apparative und kostenmäßige Aufwand einschließlich des entsprechenden Fachpersonals (GRONEMEYER 1972).

Unter der Voraussetzung, daß eine entsprechende Exposition gegenüber dem fraglich auslösenden Allergen besteht, gelten als *Indikationen* für die Durchführung von inhalativen Provokationstests:

1. eine hinweisende Anamnese, d. h. selbst beobachtete Auslösung allergischer Erscheinungen ohne entsprechende positive Hautreaktionen mit dem angeschuldigten Allergen,

2. eine deutlich positive Hautreaktion ohne anamnestischen Bezug,

3. eine einfach positive oder fraglich positive Hautreaktion mit anamnestischem Bezug,

4. eine negative oder nicht bewertbare Hautreaktion infolge konstitutioneller oder dispositioneller Reaktionsanomalien des Hautorganes (Neurodermitis — schwach ausgebildete Histaminquaddel und Rubrimentprobe — Urticaria factitia),

5. eine unseres Erachtens sehr viel häufigere allergische Bronchitis, bei der die Selbstbeobachtung vereitelt ist, da ein Paroxysmus als Bezugsereignis fehlt,

6. Bestehen einer längeren Latenzzeit zwischen Exposition und Auslösung, wie z. B. bei nutritiv-allergisch bedingtem Bronchiolenasthma infolge digestiver Allergenaufnahme bzw. bei „verzögerter" Reaktion der Bronchialschleimhaut im Sinne der Typ-III-Arthus-Reaktion,

7. ein im Zweifelsfalle stets zu fordernder Nachweis der Pathogenität eines Allergens vor Beginn der Hyposensibilisierungsbehandlung,

8. eine Standortbestimmung und quantitative Erfolgsbeurteilung im Verlauf sowie nach Abschluß einer Hyposensibilisierungsbehandlung,

9. eine exakte Durchführung einer inhalativen Hyposensibilisierung, die stets der Klinik vorbehalten bleiben muß,

10. eine Abklärung inhalativ ausgelöster, aber resorptionsferner Organmanifestationen, wie z. B. inhalatives Ekzem, Urtikaria, Migräne usw.,

11. eine Prüfung der protektiven Wirkung von Pharmaka (Antihistaminika, Broncholytika, Kortikoide, Sedativa, Dinatrium cromoglicicum u. a.) sowie deren quantitative Auswirkung in bezug auf Wirkungseintritt, -dauer und -intensität; Gleiches gilt zur Überprüfung der evtl. protektiven Wirkung operativer Eingriffe am vegetativen Nervensystem.

Als *Kontraindikationen* inhalativer Provokationsproben mit Allergenaerosolen sind anzusehen:

— ein fortgeschrittenes Krankheitsstadium mit deutlicher Einschränkung der pulmokardialen Leistungsbreite (z. B. höhergradiges obstruktives oder restriktives Emphysem, Lobektomie, ausgedehnte Schwielenbildungen, chronisches Dauerasthma),

— jeder akute und subakute Krankheitszustand,

— überhöhter Sensibilisierungsgrad („highest sensitivity type"), der schon in der Anamnese deutlich wird, z. B. Asthmaauslösung allein durch Fischgeruch, Pferdedunst, Stockgeruch der Bienen, besonders aber durch Staub oder Duftstoffe von Samenextrakten, z. B. Rizinusbohnen. Wir möchten an dieser Stelle aufgrund eigener Erfahrungen vor derartigen Provokationen ausdrücklich warnen.

Methodik der Bronchialproben

Nach Ermittlung der Ausgangswerte inhaliert der Patient, der sich möglichst im asthmafreien — katarrhfreien — Intervall befinden soll, zunächst als Vor- oder Leertest 1,0 ml der Verdünnungsflüssigkeit des Allergenextraktes, meist physiologische Kochsalzlösung oder Coca-Lösung, was im allgemeinen zu keiner Änderung der Atemstoßwerte oder anderer Funktionswerte führt. Eine unspezifisch gesteigerte bronchomotorische Erregbarkeit im Sinne Tiffeneau's, insbesondere bei kontinuierlichem Allergeneinstrom, wird durch diesen Vortest ausgeschlossen. Bei der anschließenden Allergeninhalation erhält der Proband ohne Kenntnis des Inhalates 1,0 ml (möglichst konservierungsmittelfreien) Allergenextrakt als Aerosol. Ein „getarntes" Vorgehen schaltet psychische Steuerungsfaktoren weitgehend aus, was bei der Analyse eines professionell bedingten Bronchiolenasthmas besonders wichtig ist, da ein evtl. Entschädigungs- bzw. Rentenanspruch nicht selten allein von dem Ergebnis einer Provokationsprobe abhängt. Die Kenntnis des inhalierten Allergens kann als Signalmerkmal im Sinne eines Bedingungsreflexes wirken, was unseres Erachtens bei dem neuen „arbeitsplatzbezogenen Inhalationstest" (WOITOWITZ u. WOITOWITZ 1971) nicht genügend berücksichtigt ist. Zur Verneblung eignet sich jeder Kompressor, der, wie z. B. das Gerät von der Firma Heyer, Bad Ems, mit einer Prallhelmdüse (mittleres Tröpfchenspektrum 2 bis 5 μm) und einem Bedienungshebel ausgerüstet ist, so daß nur während der Einatmung Allergen vernebelt wird und die verabfolgte Allergenmenge weitgehend bestimmbar ist. Es kann — selten — vorkommen, daß schon nach wenigen Atemzügen eine bronchiale Reaktion erfolgt, sie kündigt sich oft durch einen trockenen Husten, mehr Hüsteln, subjektive Atemnot und Distanzgiemen an. Die Allergeninhalation ist dann sofort zu unterbrechen, die Atemfunktionswerte sind mehrfach zu messen und eine sich anbahnende bronchioläre Obstruktion durch 0,2 % Aludrin- oder 2 % Alupentinhalation mit Sauerstoff zu kupieren. Im allgemeinen wird bei Beachtung einer dem Sensibilisierungsgrad entsprechenden Inhalatkonzentration 1 ml als Aerosol gut toleriert, d. h. es kommt klinisch kaum zu einer Reaktion. Die Atemfunktionswerte werden nach Beendigung der Inhalation in Abständen von zunächst 2 bis 3, später alle 5 Minuten gemessen und registriert. Bei z. B. gleichbleibenden Pneumometerwerten oder bei fehlender bronchiolärer Obstruktion wird nach Ablauf von etwa 30 bis 40 Minuten bzw. an einem der folgenden Tage die nächst höhere Allergenkonzentration verabfolgt, bis eine signifikante Minderung der Pneumometerwerte (d. h. über 15 % bei einer Ausgangslage in einem Meßbereich von 4,0 bis 9,0 l/sec) oder eine signifikante Änderung anderer Atemwerte festzustellen ist bzw. bis durch eine Inhalatkonzentration der Verdünnung 1:2 des allergenen Stammextraktes die aktuelle Bedeutung des inhalierten Allergens als ausgeschlossen gelten darf. Bleibt der Proband nach Beendigung der Untersuchung nicht unter ärztlicher Aufsicht, so ist auch bei fehlender bronchialer Reaktion vorsorglich 0,2 % Aludrin (12 bis 15 Atemzüge bei Verneblung mit Kompressor) oder 2 % Alupent (5 Atemzüge) oder Berotec (3 Hübe aus einem Dosier-Aerosol) zu geben.

Im Vergleich zur Ausprägung der urtikariellen Sofortreaktion an der Haut mit ihrem Maximum nach 20 Minuten bestehen für die Bronchialschleimhaut analoge Verhältnisse, wie wir durch die Aufstellung der sog. Zeit-Häufigkeits-Relation nachweisen konnten (Abb. 29), d. h. das Reaktionsmaximum nach Beginn der Allergeninhalation liegt etwa zwischen 10 und 20 Minuten. Gelegentlich kommt es — worauf HERXHEIMER als erster hingewiesen hat — bei manchen Pilzsporenallergien und nach Inhalation organischer Stäube (Farmerlunge, Vogelzüchterlunge, Byssinose, Bagassose u. a.) zu einer dem Typ III (Arthus-Reaktion) entsprechenden, „verzögert" auftretenden bronchialen Obstruktion nach 4 bis 8 bis 12 Stunden. Um der Gefahr eines fehlerhaften Bezugs von vornherein zu entgehen (ganz abgesehen von einer möglichen Summationswirkung mehrerer unterschwelliger Allergene), darf daher an einem Tag, besonders wegen einer „verzögerten" Bronchialreaktion, jeweils nur *ein* Allergen, allerdings in verschiedenen Konzentrationen, im inhalativen Provokationstest untersucht werden. Das Ausmaß unerwünschter Reaktionen bei der Inhalation von Allergenen in natürlicher Form oder als Allergen-

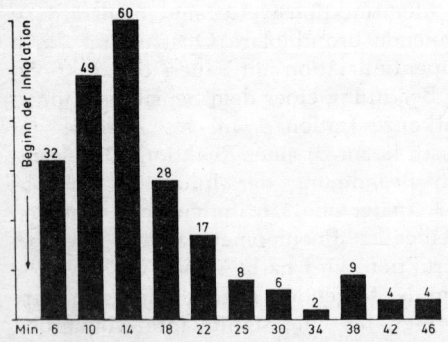

Abb. 29   Zeit-Häufigkeits-Relation (Höhepunkt der Reaktion an der Bronchialschleimhaut bei 219 Patienten nach Inhalation des spezifischen Allergens, gemessen mit dem Pneumometer) (aus K. HANSEN, M. WERNER: Lehrbuch der klinischen Allergie. Thieme, Stuttgart 1967)

extraktaerosol kann weitgehend gemindert werden, wenn bei unbekannten, neuartigen oder besonders potenten Allergenen (z. B. Nahrungsmittel, Samenextrakte, Insektenstäube, Arbeitsstäube usw.) wie auch bei Vorliegen eines hohen Sensibilisierungsgrades die erste inhalative Belastungsdosis in Anlehnung an die in steigender Allergenverdünnung durchgeführte Hauttitration (Abb. 30) gewählt wird.

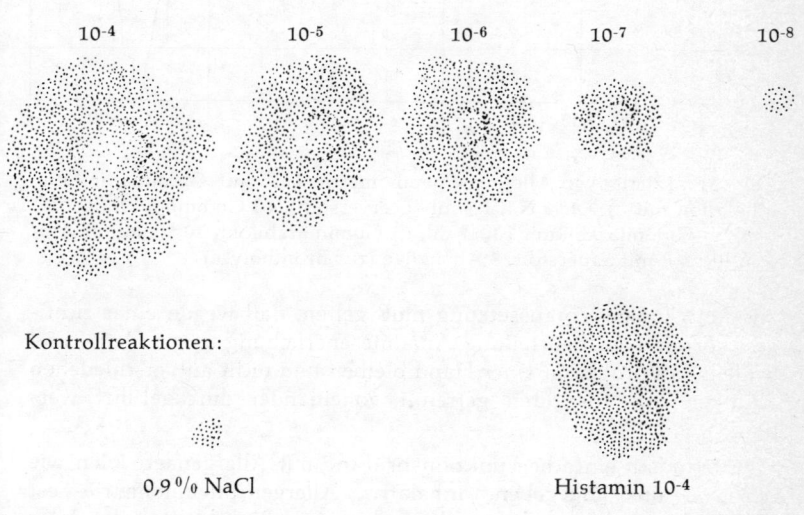

Abb. 30 „Hauttitration" mit Gummiarabikum. Von links nach rechts: obere Reihe Gummiarabikum 10^{-4}, 10^{-5}, 10^{-6}, 10^{-7}, 10^{-8}; untere Reihe NaCl (0,9 %), Histamin 10^{-4} (schematische Zeichnung der Originalgröße entsprechend verkleinert)

Man beginnt in solchen Fällen mit der ersten hautnegativen Dosis als Inhalatkonzentration. Abgesehen von diesen Ausnahmen kann als erste Inhalatkonzentration aufgrund unserer Erfahrungen die als deutlich positiv zu bezeichnende Hautreaktionsdosis gewählt werden. Je stärker die Hautreaktion ausgeprägt ist, um so häufiger ist auch die Inhalationsprobe positiv (aktuelles Allergen). In vielen Tausend Untersuchungen fanden wir eindeutig quantitative Beziehungen zwischen Haut- und Schleimhautreaktionsdosis. Sie beträgt nach der von uns in Reihenuntersuchungen ermittelten Haut-Schleimhaut-Relation im Mittel das 10fache (seltener bis 50fache) der Hautreaktionsdosis.

Mit zunehmender Inhalatkonzentration wird der Reaktionserfolg ausgeprägter, d. h. die Intensität des experimentell erzeugten Asthma bronchiale nimmt zu (Abb. 31).

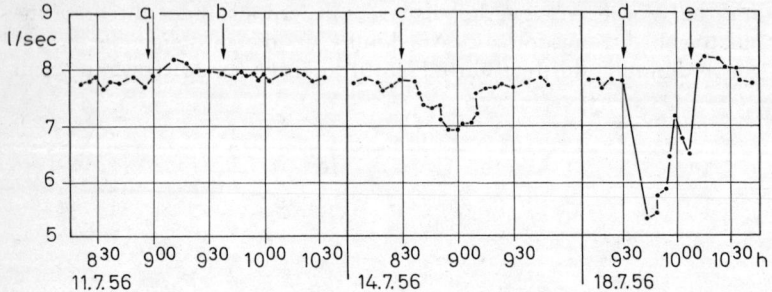

Abb. 31   Inhalativer Allergen-Pneumometrie-Test mit Gummiarabikum, Inhalation mit a) 0,9 % NaCl 1 ml (Leerversuch), b) Gummiarabikum 10^{-8} 1 ml, c) Gummiarabikum 10^{-6} 1 ml, d) Gummiarabikum 10^{-4} 1 ml, e) Aludrin (0,2 %) mit Sauerstoff. 8 Atemzüge (zur Broncholyse)

Als notwendige Voraussetzung muß gelten, daß wegen einer richtigen korrelativen Beurteilung Anamnesenerhebung sowie Haut- und Schleimhautproben in *einer* Hand bleiben und nicht an verschiedenen Kliniken und Instituten getrennt voneinander durchgeführt werden.

Eine technisch einfache Funktionsprüfung mit Allergenaerosolen wie der von uns angegebene inhalative Allergen-Pneumometrie-Test (IAPT) besitzt neben den methodischen Annehmlichkeiten den Vorteil, mehrere Kranke zu gleicher Zeit untersuchen zu können. Ein Nachteil ist das Fehlen einer graphischen sofortigen Registrierung der gemessenen Werte. Dennoch ist seine Brauchbarkeit zur Ermittlung der Aktualität eines Allergens nach wie vor bei noch nicht eingeschränkter Lungenleistung unbestritten. Er kommt der Messung der 1-Sekundenkapazität in bezug auf Empfindlichkeit und Genauigkeit gleich. Bei Auswertung von mehreren Tausend Provokationstests mit verschiedenen, vorzugsweise Inhalations-, aber auch Nahrungsmittelallergenen ergaben sich für das Bronchiolenasthma unter Berücksichtigung von Anamnese und Hautreaktion nach unseren Untersuchungen folgende Beziehungen:

— Bei positiver Anamnese (d. h. selbstbeobachteter Anfallauslösung) und gleichzeitiger positiver Intrakutanreaktion (Definition s. Beitrag GRONEMEYER, S. 18) liegt eine stumme Sensibilisierung in 20 % vor.

— Bei negativer Anamnese (d. h. lediglich vorhandener oder möglicher Allergenexposition) und positiver Hautreaktion liegt eine stumme Sensibilisierung in etwa 34 % vor.

— Bei positiver Anamnese und einfach oder fraglich positiver sowie negativer Hautreaktion liegt eine stumme Sensibilisierung in etwa 42 % vor.

Jegliche Inhalationsproben erfahren auch unter der Voraussetzung sachgemäßer Ausführung aus folgenden Gründen eine relative Wertbegrenzung:

— Eine adäquate Inhalationsdosis ist nicht in allen Fällen aus der Haut-Schleimhaut-Relation ableitbar.

— Es ist oft nicht möglich, die Inhalationsproben, im Gegensatz zu den Intrakutanproben, an einer völlig symptomfreien, normal reagierenden Bronchialschleimhaut durchzuführen (latentes Bronchiolenasthma).

— Die inhalierte Allergenmenge läßt sich nicht exakt bestimmen. Inhalationstechnik, Tropfengröße und Dichte des Allergenaerosols sowie Atemvolumen und -frequenz sind von Bedeutung.

— Die angewendete Provokationsdosis steht in keinem meßbaren oder auch nur schätzbaren Verhältnis zur Allergendosis der „natürlichen" Exposition.

Trotz dieser Einschränkungen hat sich die Durchführung von inhalativen Provokationsproben an der Bronchialschleimhaut bei Asthmatikern sowohl zur Ermittlung des aktuellen Allergens wie auch für die Indikation und Erfolgsbeurteilung einer spezifischen Hyposensibilisierung als der beste Wegweiser bewährt. Sie ermöglichen darüber hinaus, die pharmakologische und die chirurgische Beeinflussung der exogen-allergisch ausgelösten bronchiolären Obstruktion zu überprüfen.

Magen und Darm

Provokationsproben am Magen und Darm dienen der Ermittlung des krankmachenden Nahrungsmittelallergens. Häufig gelingt es erst mit diesen Tests, das pathogene Nahrungsmittelallergen zu ermitteln. Die gezielte Allergenprovokation am Magen-Darm-Kanal führt zu strukturellen und zu funktionellen Veränderungen, die auf verschiedene Weise sichtbar gemacht werden können. Wie WERNER im einzelnen ausgeführt hat, sind aus feingeweblichen Befunden von bioptisch gewonnenen Schleimhautexzidaten des Magens vor und nach einer einmaligen Allergenbelastung diagnostische Aussagen kaum möglich, dagegen lassen sich röntgenologisch am Magen, Dünndarm und Dickdarm Provokationsfolgen objektivieren. Wegen der Bedeutung für die Klinik sei hier die von WERNER angegebene intestinale Provokationsprobe am Dünndarm ausführlicher besprochen.

Methodik der intestinalen Provokationsproben

Eine Voraussetzung für die Durchführung der intestinalen Provokationsprobe am Dünndarm ist eine mindestens zehntägige Karenz des zu prüfenden allergenen Nahrungsmittels. Weiter hat es sich als günstig herausgestellt, das Kontrastmittel und das zu prüfende Nahrungsmittelallergen getrennt zu verabreichen, um von vornherein Einwirkungen des Kontrastmittels abgrenzen zu können. Der nüchterne Proband erhält durch die mit ihrem Kopf im Duodenum liegende Sonde (evtl. röntgenographisch zu sichern!) zunächst etwa 50 ml Bariumbrei. Nach Verteilung des Kontrastmittels werden Übersichtsaufnahmen und ausgeblendete Aufnahmen vom Duodenum und Jejunum angefertigt und damit das Schleimhautrelief und der Bewegungsablauf im unbelasteten Dünndarm dargestellt. Anschließend wird das zu prüfende Nahrungsmittel durch die liegende Sonde gegeben: z. B. 100 ml unverdünnte Milch, 1 Hühnerei in 100 ml Wasser zerschlagen (Starmix), frisch bereiteter, filtrierter wäßriger Extrakt von 50 g Frischfleisch usw. 10 bis 15 Minuten später werden zum zweiten Mal etwa 50 ml Bariumbrei durch die Sonde gespritzt und im einzelnen die durch das Nahrungsmittelallergen ausgelösten Veränderungen der Motilität, des Tonus und des Schleimhautreliefs beobachtet und röntgenographisch festgelegt. Aufgrund der Untersuchungen von WERNER sind folgende Röntgenzeichen für die Aktualität eines Nahrungsmittelallergens beweisend: Als Einzelsymptom sind Reliefveränderungen in Form von plumpen, quergestellten und wulstigen Falten fast immer dominierend (Abb. 32). Motilität, Tonus und damit Breipassage sind sehr unterschiedlich, der normale und koordinierte Bewegungsablauf ist gestört; es kommt in dem oft exzessiv erweiterten Duodenum zu einem Breistopp (Duodenalstase) des als zweite Portion verabreichten Kontrastmittels (Abb. 33). Im oberen Jejunum ist die Passage meist beschleunigt, das Kontrastmittelband unterbrochen, wechselseitig finden sich enge und weite Lumina. Im Ileum finden sich dagegen kontrahierte Abschnitte und Segmentierungen, die Abschnürungen sind „rosenkranzartig", das Schleimhautrelief ist nicht mehr erkennbar (Abb. 34). Seltener ist eine mehr klecksige, zerhackt aussehende oder wolkig verwaschene Zeichnung als Aus-

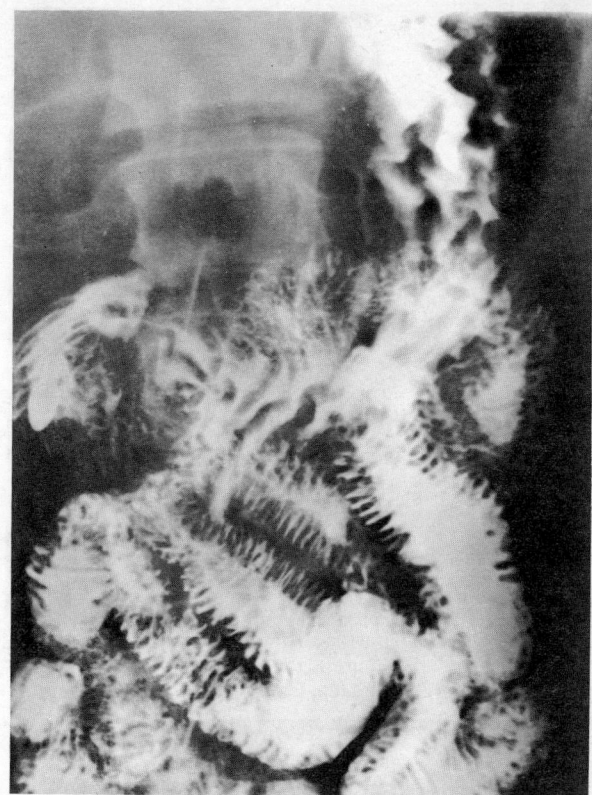

Abb. 32　12 Minuten nach Gabe des allergenen Fischextraktes bei einer 16jährigen Fischallergikerin Jejunumpassage (Sondenkopf liegt im Duodenum). (aus K. HANSEN, M. WERNER: Lehrbuch der klinischen Allergie. Thieme, Stuttgart 1967)

druck einer Supersekretion. Nach den Untersuchungen von WERNER stimmen die Ergebnisse dieses Tests fast ausschließlich mit den Ergebnissen anderer diagnostischer Kriterien wie Intrakutantest, leukopenischer Index mit Eosinophilie, Suchkost und Anamnese überein.

In ähnlicher Weise kann auch eine Provokationsprobe am Magen durchgeführt werden. Hierbei wird aber zweckmäßigerweise das nutritive Allergen in den Bariumbrei suspendiert. Die nach einer Allergenprovokation festzustellenden Veränderungen am Magen sind bei hohem Sensibilisierungsgrad vorwiegend funktioneller Art: Pylo-

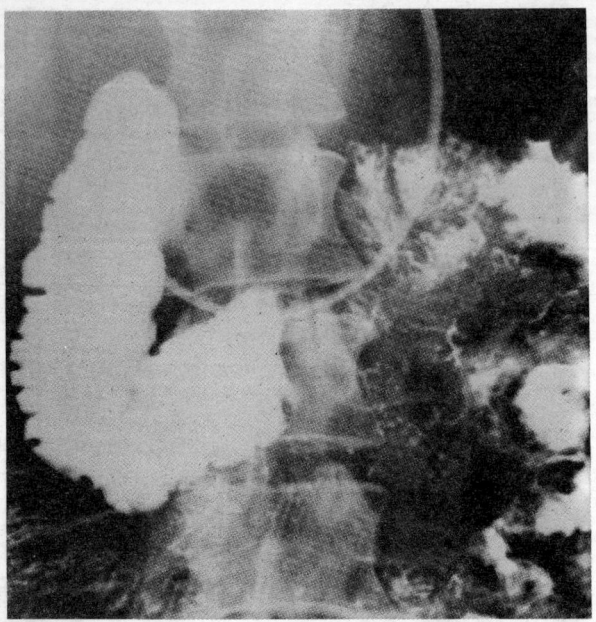

Abb. 33   Duodenalstase 20 Minuten nach Gabe des pathogenen Nahrungsmittelallergens (Hühnerei) (aus K. Hansen, M. Werner: Lehrbuch der klinischen Allergie. Thieme, Stuttgart 1967)

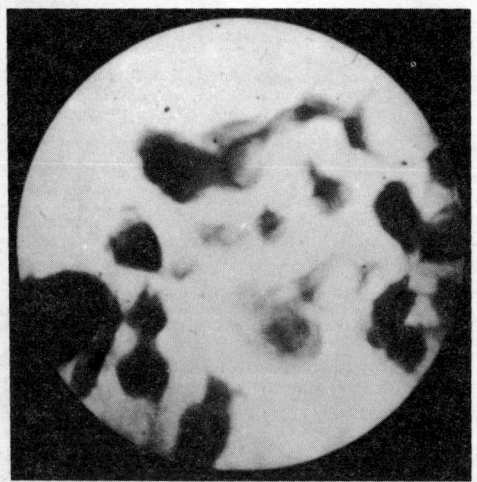

Abb. 34   20 Minuten nach Milchgabe ins Duodenum „rosenkranzartige" Abschnürungen und Streckenkontraktionen im Ileum bei einem 44jährigen Milchallergiker (aus H. Siebels: Verh. dtsch. Ges. Allergieu. Immun.-Forsch. Bd. 1, Schattauer, Stuttgart 1965)

rospasmus, tiefeinschneidende, frequente Peristaltik mit retroperistaltischen Wellen, evtl. Erbrechen. Bei der Mehrzahl der Kranken, die nicht so hochgradig sensibilisiert sind, kommt es nur zu schwächeren Reaktionen wie beschleunigter Passage, Supersekretion, Verbreiterung der Falten. Die Beurteilung gerade dieser Veränderungen bedarf großer Erfahrung und Zurückhaltung.

Als Expositionsprobe am Magen kann auch die Bestimmung der Aziditätsleistung oder der „Aziditätsvolumina" mit herangezogen werden. Es läßt sich bei Nahrungsmittelallergikern nach Gabe des pathogenen aktuellen Allergens eine Aziditätsminderleistung objektivieren, wenn das nutritive Allergen experimentell als Sekretionsreiz zur Wirkung gelangt. Bezüglich Einzelheiten der Methodik sei auf die Originalveröffentlichungen von WERNER verwiesen.

Blut

Als Folge einer Allergenexposition und einer Allergenprovokation kann es zu zellulären und humoralen Veränderungen der Blutzusammensetzung kommen, besonders dann, wenn das Blut selbst das „Schockorgan" darstellt. Agranulozytose und Thrombozytopenie sind die Folgen, evtl. auch Minderung des Serumeiweißgehaltes sowie Steigerung der Blutgerinnbarkeit. Daher werden diese Provokationstests nur sehr selten und nur unter größten Vorsichtsmaßnahmen mit sehr geringen Allergendosen durchgeführt. Sie sind von prinzipieller Bedeutung in Einzelfällen, besonders bei Arzneimittelallergien, eignen sich aber keinesfalls für die klinische Routinediagnostik.

Eine detaillierte Darstellung dieser Methoden kann daher hier unterbleiben.

Wie schon eingangs festgestellt, ist der Beweis für die Aktualität eines Allergens *nur* durch Provokationsproben zu erbringen. Provokationsproben sind daher fester Bestandteil jeglicher klinischen Allergiediagnostik und werden entsprechend in zunehmendem Maße in aller Welt ausgeführt.

Literatur

Debelić, M.: Ein einfacher und registrierbarer inhalativer Provokationstest. Acta allerg. (Kbh.) 23 (1968) 103

Fuchs, E.: Durch Zwischenträger vermittelte Kontaktallergie: Derivative Allergie. Dtsch. med. Wschr. 79 (1954) 473

Fuchs, E., W. Gronemeyer: Zur Frage der verspäteten bzw. verzögerten Reaktion an der Bronchialschleimhaut bei Provokationstesten mit Antigenextrakten. Allergie u. Asthma 5 (1959) 214

Gonsior, E., J. Meier-Sydow, C. Thiel:

Die Weiterentwicklung der inhalativen Provokationsprobe durch Benutzung der Ganzkörperplethysmographie, Verh. Dtsch. Ges. f. Allergie- und Immunitätsforschung, XII. Kongr., Wiesbaden, April 1972 (im Druck); Routine application of body plethysmographie in bronchial antigen challenge. Bull. Phys. Path. Resp. 8 (1972) 519—520

Gronemeyer, W., E. Fuchs: Der inhalative Antigen-Pneumoterie-Test als Standardmethode in der Diagnose allergischer Krankheiten. Int. Arch. Allergy 14 (1959) 217

Gronemeyer, W.: Diagnostischer Wert von Provokationsproben bei exogenen Respirationsallergien. Med. Klin. 67 (1972) 971—976

Hansen, K., M. Werner (Hrsg.): Lehrbuch der klinischen Allergie. Thieme, Stuttgart 1967

Herxheimer, H.: Experimentelles Asthma beim Menschen. Dtsch. med. Wschr. 76 (1951) 1171

Herxheimer, H.: The late bronchial reaction induced asthma. Int. Arch. Allergy 3 (1952) 323

Naumann, W. H.: Neuere Methoden in der Diagnostik allergischer Rhinopathien. Med. Klin. 67 (1972) 977—978

Rüdiger, W.: Die diagnostische Bedeutung des nasalen Exspirationsstoßes bei der Rhinopathia allergica. In: Aktuelle Allergiefragen, hrsg. von D. G. R. Findeisen, K. Hansen. Barth, Leipzig 1961

Salomon, W. R., J. A. Mc Lean, C. Cookingham u. Mitarb.: Measurent of nasal airway resistance. J. Allergy 36 (1965) 62

Scheven, H.: Die Auslösbarkeit der allergischen Ophthalmoreaktion als klinisches Kriterium für die Wirksamkeit vasomotorischer Substanzen. Klin. Mbl. Augenheilk. 142 (1963) 847

Siebels, H.: Diagnostische Methoden im Laboratorium und in der Röntgenologie bei allergischen Manifestationen am Magen-Darmtrakt. In: Allergie- u. Immunitätsforschung. Verh. dtsch. Ges. Allergie- u. Immun.-Forsch., Bd. I. Schattauer, Stuttgart 1965

Werner, M.: Der intestinale Expositionstest bei Nahrungsmittelallergien. Internist 1 (1960) 202

Werner, M.: Die Änderung der exspiratorischen Luftstromgeschwindigkeit nach Allergeninhalation als diagnostischer Provokationstest. Acta allerg. (Kbh.) 22 (Suppl. VIII) (1967) 61

Werner, M.: Krankheiten infolge peroraler Allergeninvasion. In: Lehrbuch der klinischen Allergie. Hrsg. v. K. Hansen u. M. Werner, S. 179—231. Thieme, Stuttgart 1967

Werner, M., H. Siebels: Die Magensaftsekretion und -azidität unter dem Einfluß allergener Nahrungsmittel. Allergie u. Asthma 7 (1961) 208

Werner, M., L. Wettver: Säurebildungsleistung des Magens bei Milchallergie. Dtsch. med. Wschr. 93 (1968) 2372

Woitowitz, H. J., R. H. Woitowitz: Berufsbedingtes allergisches Asthma bronchiale. Zuverlässigkeitskriterien der Inhalationsdiagnostik. Prax. Pneumol. 25 (1971) 185

Wolff, E., M. Werner: Das Symptom der rezidivierenden Doudenalstenose („Duodenalstase") bei Nahrungsmittelallergien. In: Allergie- und Immunitätsforschung, Bd. III. Hrsg. von E. Letterer u. W. Gronemeyer, S. 91—102. Schattauer, Stuttgart 1970

Nachweis von Arzneimittelallergien durch Hauttests

Von I. Gottmann-Lückerath und G. K. Steigleder

Zum Nachweis einer Arzneimittelallergie durch Hauttests stehen verschiedene Testmethoden zur Verfügung:

1. Epikutantest
   a) auf gesunder Haut
   b) auf kranker Haut

2. Scratchtest
   a) als offener Scratchtest
   b) als Scratch-Epikutantest

3. Abriß-Epikutantest

4. Konjunktivaltest

5. Intrakutantest

6. Expositionstest

7. Karenztest
   u. a. Verfahren

Epikutantest

Epikutantest auf gesunder Haut

Die einfachste Methode ist die Epikutantestung auf gesunder Haut. Hierzu benutzt man ein 3 x 4 cm großes Testpflaster, auf dessen Innenseite sich in der Mitte ein rundes, reines Baumwoll-Lint-Läppchen von ca. 1,5 cm Durchmesser befindet, dessen seitliche Partie durch einen durchsichtigen Folienring abgedeckt ist, der auch die angrenzende Partie des Pflasters mitbedeckt, so daß bei sorgfältiger Applikation eine Ausbreitung der Substanz über das Baumwolläppchen hinaus nicht erfolgt (s. auch S. 36). Die Ablesung der Testung erfolgt nach 24, 48 und 72 Stunden. Die Medikamente, die als Tropfen, Saft oder in injektionsfertiger Lösung in der Ampulle vorliegen, werden auf das Läppchen pur aufgetragen. Es ist nötig, bei Injektionslösungen Wirksubstanz, Trägersubstanz und Konservierungsmittel getrennt zu testen. Tabletten, Dragees und Kapseln lösen wir meist auf, indem wir das Medikament im Mörser zerstampfen und dann 1 bis 2 ml 0,9%iger NaCl-Lösung zusetzen. Dieses Gemisch tragen wir dann auf das

Läppchen auf. Als weitere Lösungs- und Inkorporationsmittel dienen uns Glyzerin, Vaselinum album, Alcoholus absolutus, Oleum sesami und Aqua destillata.

Bei der Testung auf gesunder Haut unterscheiden wir die Testung äußerlich angewandter Arzneimittel von der Testung innerlich verabfolgter Arzneimittel.

Bei den Allergien auf Externa entsteht durch die äußere Anwendung von Arzneimitteln beim Patienten ein Kontaktekzem, eine allergische Konjunktivitis oder Rhinitis. Bekannt ist das Bild der Joddermatitis nach äußerer Anwendung von Jod bei jodüberempfindlichen Patienten. Solche Kontaktekzeme sehen wir z. B. nach Anwendung von antibiotikahaltigen Salben wie penicillin-, streptomycin-, chloramphenicol- und neomycinhaltigen Salben. Auch an Verunreinigungen in Arzneimitteln ist zu denken. Neuerdings wird Nickel in Externa nachgewiesen (SCHUPPLI 1973). Nicht nur beim Patienten, sondern auch beim Pflegepersonal treten allergische Reaktionen durch den Kontakt mit Arzneimitteln auf. Beim Pflegepersonal sind allergische Reaktionen auf Phenothiazin, Penicillin und Streptomycin, also auf die Medikamente, die vom Pflegepersonal aufgezogen und den Patienten injiziert werden, gefürchtet. Die allergischen Reaktionen des Pflegepersonals zeigen sich meist in einem Handekzem, einer Gesichtsdermatitis oder einer Konjunktivitis.

Drei Beispiele für diese Arten der Arzneimittelallergie durch Externa:

A. B., geb. 8. 10. 1933, machte nach einem Mückenstich Arnikaumschläge und bekam eine bullöse Dermatitis. Der Epikutantest mit Arnika war positiv.

H. K., geb. 27. 5. 1926, wurde vom Ophthalmologen mit Pantocain anästhesiert und bekam eine Kontaktdermatitis im Gesicht. Der Epikutantest bestätigte Pantocain als aktuelles Allergen.

C. S., geb. 12. 4. 1910, Krankenschwester, reagierte mit einer Gesichtsschwellung und Konjunktivitis, wenn sie Streptothenat aufzog. Der Epikutantest mit Streptothenat war positiv.

Bei dieser Form der Arzneimittelallergie durch Externa führt die einfache Epikutantestung auf gesunder Haut zur Aufdeckung des Allergens.

Zu beachten ist, daß die Anwendung bestimmter Medikamente nur unter Lichteinwirkung zu allergischen Reaktionen führen kann. Der Nachweis dieser Form der Arzneiallergie (Photoallergie) gelingt durch Belichtung der

Hautbezirke mit Strahlen bestimmter Wellenlängen 24 Stunden nach Auflegen der Epikutantests (BAER 1970).

Bei Allergien auf oral oder parenteral verabfolgte Interna zeigen sich klinisch verschiedene Erscheinungsbilder, z. B. Urtikaria, makulöses, morbilliformes oder skarlatinöses Exanthem, Purpura oder Ekzem. Die Unverträglichkeit kann sich auch in Form eines Schockfragmentes oder gastrointestinaler Symptome äußern. Der Nachweis des auslösenden Allergens ist bei dieser Form der Arzneimittelallergie schwierig, da eine einfache Epikutantestung nicht zur Aufdeckung des Allergens führen muß.

Wir führen auch bei dieser Form zuerst die einfache Epikutantestung auf gesunder Haut durch, da diese Methode relativ ungefährlich ist. Allerdings haben wir auch bei der Epikutantestung Zwischenfälle, in einem Fall sogar einen anaphylaktischen Schock, erlebt. Solche Vorkommnisse sind jedoch äußerst selten.

Die Epikutantestung auf gesunder Haut ist unerläßlich bei fraglichen Allergien auf

— Antibiotika

— Medikamente der „Paragruppe"

— Medikamente, die klinisch zu schweren allergischen Reaktionen geführt haben.

Bei Allergien auf *Antibiotika* führt oft schon die Epikutantestung zu positiven Reaktionen, so daß sich weitere Testungen erübrigen und sogar kontraindiziert sind. Allergien auf chloramphenicol- und penicillinhaltige Interna zeigen besonders häufig positive Reaktionen im Epikutantest, einem Test also, bei dessen klinisch sog. *Spätreaktionen* es sich um *zelluläre* Immunreaktionen handelt. Die klinischen allergischen Reaktionen auf Interna jedoch sind häufig sog. *Sofortreaktionen* auf ein angenommenes Zusammentreffen von Allergenen mit *humoralen* Antikörpern.

Ein positiver Epikutantest (zelluläre Reaktion) bei klinischen allergischen Erscheinungen von Sofortreaktionen (humorale Antikörper) auf Interna läßt den Schluß auf gleichzeitiges Vorhandensein von antigeninformierten Zellen und humoralen Antikörpern zu. So konnten LISCHKA u. GOTTMANN-LÜCKERATH (1971) mit Lymphozyten von Allergikern des humoralen Typs im Lymphozytentransformationstest (LTT) mit Penicillin — übrigens auch mit einem ganz anderen Allergen, mit Pollen — zelluläre Reaktionen auslösen. Der positive Epikutantest genügt also als Nachweis einer Allergie auf Interna. Der weitere Schluß, daß eine Sensibilisierung durch *extern* verabreichte Arzneimittel eine *gleichzeitige* Sensibilisierung auf die entsprechenden *Interna* provozieren kann und umgekehrt, ist für die medizinische Praxis von Bedeutung: So ist die Verwendung möglicherweise zur Erhaltung des Lebens notwendiger Antibiotika als Externa wegen der Gefahr der Sensibilisierung abzulehnen.

Besteht bei einem Patienten der Verdacht einer Allergie auf *Novocain* und/oder *Sulfonamide,* also einer Allergie auf die Medikamente der „Paragruppe" (Paraständigkeit der NH_2-Gruppe (Tab. 7 u. Abb. 35), kann nach unserer Erfahrung eine Epikutantestung auf gesunder Haut zur Auslösung einer Reaktion führen.

Diese Medikamente können auch Gruppenallergien mit Farbstoffen zeigen, wie p-Phenylendiamin (Ursol) und Anilin, so daß bei den Patienten primär durch Farbstoffe ein Kontaktekzem (z. B. bei mit p-Phenylendiamin gefärbten Perlonstrümpfen) entsteht, aber gleichzeitig eine Allergie auf Novocain und/oder Sulfonamide bestehen kann oder umgekehrt. Diese Gruppenreaktion soll durch intermediäre Bildung reaktionsfähiger Oxydationsprodukte von chinoider Konfiguration zustande kommen (MAYER 1958), die sich immunchemisch untereinander gleich verhalten.

Wichtig ist für die Praxis, daß Xylocain und Hostacain aufgrund ihrer chemischen Struktur keine Gruppenallergie mit den Lokalanästhetika der „Paragruppe" zeigen, so daß bei einer Novocainallergie auf diese Substanzen ausgewichen werden kann.

Wir zitieren das typische Beispiel einer Allergie auf Medikamente und Farbstoffe der „Paragruppe" unserer Beobachtung:

E. S., geb. 9. 5. 1904, bekam nach Einnahme von Sulfonamiden ein generalisiertes Exanthem mit Gesichtsschwellung. Bei der Epikutantestung zeigte sich eine Allergie auf Sulfonamide und andere Substanzen der „Paragruppe" wie Anilin, Ursol, Anaesthesin und Novocain.

Normalerweise kommt es bei Epikutantests, die mit Interna nach Abklingen der ursprünglichen Hauterscheinungen auf gesunder Haut vorgenommen werden, nur zu lokal begrenzten Reaktionen. Die Auswertung dieser Epikutantests erfolgt nach den üblichen Kriterien (S. 47).

Es besteht jedoch die Möglichkeit, daß der Patient schon auf einen Epikutantest außer allergischen Lokalreaktionen auch *Allgemeinreaktionen* zeigt.

H. W., geb. 10. 5. 1913, hatte 1942 einen Kollaps und ein Exanthem nach Einnahme von einem Analgetikum, das Phenacetin, Phenyldimethylpyrazolon und Dimethylaminophenazon enthielt. 1955 hatte er entsprechende Beschwerden nach Injektion eines Analgetikums (Dimethylaminophenyldimethylpyrazolon, 1,2-Diphenyl-3,5-dioxo-4-n-butyl-pyrazolidin) (Irgapyrin).

Am 28. und 29. 1. 1964 nahm er wegen einer Magen-Darm-Erkrankung Dragees, die Hyoscin-N-butylbromid und Phenyldimethylpyrazolon-methylamino-methansulfon-saures-Natrium enthielten (Buscopan compositum). Am 29. 1. 1964 traten generalisierte Urtikaria, Übelkeit und ein Kreislaufkollaps auf. Der hinzugezogene Arzt injizierte ein Kortikosteroid, worauf sich die Erscheinungen besserten. Am 4. 2. 1964 waren die Erscheinungen fast abgeklungen, der Patient kam zur Testung.

Wir legten zunächst eine Pflasterreihe entsprechend unserer Standard-Arzneimitteltestung epikutan auf gesunder Haut auf mit Acidum acetylosalicylicum, Acidum diaethylbarbituricum, Acidum phenylaethylbarbituricum, Chinin, Phenacetin und Dimethylaminophenyldimethylpyrazolon. Unter dem Test mit Dimethylaminophenyldimethylpyrazolon entwickelte sich rapide ein Erythem, und der Patient klagte über starken Juckreiz.

Wir nahmen das Pflaster ab, unter dem sich bereits Quaddeln abzeichneten. Die Quaddeln dehnten sich aus, nach 15 Minuten trat eine Lippenzyanose auf, der Patient bekam einen roten Kopf und klagte über Übelkeit, die Quaddeln dehnten sich inzwischen über den ganzen Körper aus. Der Patient kollabierte und war nicht mehr ansprechbar.

Wir wuschen den Test sofort mit Wasser und Benzin ab, doch verstärkte sich die urtikarielle Reaktion weiter. Gleichzeitig erhielt der Patient 50 mg Solu-Decortin-H i.v. und anschließend 10 ml Calcistin i.v. Der Patient erholte sich langsam. Künstliche Beatmung bei gleichzeitiger Infusionstherapie erwies sich als überflüssig. Jedoch blieben die Lokalerscheinungen 2 Stunden nach Beginn unverändert, dann gingen sie allmählich zurück.

Der Patient bestand auf einer nochmaligen Testung, da er weiterhin Analgetika nehmen zu müssen glaubte. Da wir fürchteten, daß der Patient derartige Medikamente erneut einnähme, wiederholten wir den Test unter entsprechenden Vorsichtsmaßnahmen nach ungefähr 3 Monaten nach völliger Aufklärung des Patienten über die Konsequenzen. Diesmal führten wir den Test am linken Unterarm aus, und legten einen offenen Stauschlauch um den linken Oberarm, um ihn bei einer etwaigen Ausbreitung der Reaktion sofort zuziehen und Kortikosteroide injizieren zu können. Wieder trat nach 5 Minuten eine Urtikaria auf. Wir wuschen die Teststelle mit Alkohol ab, die Erscheinungen dehnten sich trotzdem über den gesamten Unterarm aus, so daß wir nach 10 Minuten den Stauschlauch zuzogen und dem Patienten in den anderen Arm 50 mg Solu-Decortin-H i.v. und 10 ml Calcistin i.v. injizierten. Nach einer weiteren Viertelstunde lösten wir den Stauschlauch. Die Urtikaria breitete sich diesmal nicht weiter aus, sondern blieb lokal auf den Unterarm beschränkt. Es traten keine Allgemeinerscheinungen auf.

Die Beobachtung anaphylaktischer Reaktionen beim Epikutantest mit Arzneimitteln machte auch MAUCHER in mehreren Fällen.

Epikutantest auf kranker Haut

Eine weitere Form der Epikutantestung ist die auf erkrankter Haut. Gelegentlich gelingt es bei einem frischen, noch unbehandelten Arzneimittelexanthem, einem fixen Arzneimittelexanthem oder einer Purpura allergica durch Auflegen des Allergens auf die erkrankte Haut ein lokales Aufflammen der Hauterscheinungen in Form einer ekzematösen Reaktion zu erzielen.

Bei der Purpura allergica nach Sedormid-(= Allylisopropyl-acetylcarbamid) und Adalin-Einnahme (= Bromdiaethylacetylcarbamid) gelingt es häufiger, auf der veränderten Haut eine ekzematöse oder bullöse Reaktion durch das entsprechende Medikament hervorzurufen. Jedoch darf die Purpura noch nicht zu weit abgeklungen sein.

H. Sch., geb. 17. 3. 1915, gab anamnestisch erstmals 1954 eine Purpura an den Beinen an. Die Ursache sei unbekannt gewesen. 1961 habe erneut eine Purpura von Oktober bis Dezember bestanden. Damals nahm der Patient vor Auftreten der Purpura $1^1/_2$ Tabletten eines Schlafmittels, das Adalin = Bromdiaethylacetylcarbamid und Atosil enthielt (Doroma).

Im Februar 1963 trat nach erneuter Einnahme eine Purpura an Armen, Beinen und Körper auf. Es bestanden starker Juckreiz, ödematöse Schwellung der Arme und Beine und Temperaturerhöhung (38,8° C). Der Patient wurde mit Volon-Tabletten und lokal mit kalten Umschlägen behandelt. Als der Patient am 11. 3. 1963 zur Testung erschien, war die Purpura noch immer deutlich vorhanden. Der Patient nahm zu der Zeit, als die Erscheinungen auftraten, folgende Medikamente: Prohepar, Predni-Salopur, Uralyt, Pacepir, Adelphan, Nyxanthan, Hygroton, Cyrpon, Segontin-S, Cedilanid, Persantin, Spasmo-Dolviran. Wir testeten sämtliche Medikamente auf der durch die Purpura veränderten Haut. Unter den Epikutanpflastern mit Doroma trat eine bullöse Reaktion auf. Alle anderen Medikamente zeigten keine Reaktion.

I. Sch., geb. 28. 12. 1910. Die Patientin wurde am 12. 2. 1964 wegen einer Purpura mit starkem Juckreiz an den Beinen und Unterarmen stationär aufgenommen. Sie gab an, im August 1963 schon eine Purpura gehabt zu haben, und zwar sei diese nach der Einnahme von einer Tablette Doroma aufgetreten. Deshalb habe sie kein Doroma mehr genommen, sondern Eusedon. Eusedon enthält Strontium- und Bromsalze, Phenyldimethylpyrazolondiaethylbarbiturat, Phenyldimethylpyrazolon-phenyldiaethylbarbiturat,

Passiflora, Humul. lupul., Viscum. Wir testeten nun Eusedon mit seinen verschiedenen Bestandteilen, dann Atosil, Adalin und Doroma auf der durch die Purpura veränderten Haut. Von den Epikutantests wurden die mit Adalin und Doroma positiv, es entstand eine deutliche ekzematöse Reaktion. Die anderen Tests blieben negativ. Wir befragten die Patientin immer wieder eingehend, ob sie nicht außer Eusedon noch ein Medikament genommen hätte, aber sie verneinte. Schließlich, als die Erscheinungen schon weiter im Abklingen waren, gab sie an, vergessen zu haben, daß sie zwischendurch eine Schlaftablette, und zwar Citormin genommen hätte; dieses enthält unter anderem Bromisovalerianylcarbamid, also wieder eine Carbamidverbindung. Wir testeten daraufhin das Citormin auch auf der durch die Purpura veränderten Haut, nachdem wir den Eusedon-Test inzwischen erfolglos wiederholt hatten und fanden eine deutlich positive Reaktion auf das Citormin.

Tabelle 11

Konzentrationen von Medikamenten bei der Epikutantestung

Anaesthesin, Benzocain	5 % V
Arnikatinktur	25 % O
Aristamid	10 % V
Bacitracin	5 % V
Chininsulfat	25 % G
Chinolinderivate	1 % A
Chloramphenicol, Leukomycin, Paraxin, Kamaver	2 % V
Framycetin, Actilin, Soframycin	20 % V
Gentamycin, Garamycin, Refobacin, Sulmycin	1 % V
Hostacain 1 %	
Jodtinktur	10 % A
Kanamycin	5 % V
Marfanil	10 % V
Neomycin	10 % V
Novocain = Procain 2 %	
Pantocain 2 %, Tetracain 2 %	
Paromomycin, Humatin	5 % V
Penicillin	10 000 IE/ml
Phenothiazinderivate	2 % N
Quecksilberpräzipitat	5 % V
Resorcin	0,5 % A
Scandicain 1 %	
Streptomycin	5 % V
Sulfonamide	10 % V
Tetracyclin	2 % V
Xylocain = Lidocain 1 %	

Lösungsmittel: A = Alkohol, G = Glyzerin, N = 0,9%ige NaCl-Lösung, O = Olivenöl, V = Vaselinum album

Scratchtest

Den Scratchtest führen wir durch:

— in Fällen, in denen die Epikutantestung kein eindeutiges Ergebnis brachte,

— in Fällen, in denen das klinische allergische Erscheinungsbild keine schweren allergischen Testreaktionen befürchten läßt (ausgenommen Antibiotika und Medikamente der „Paragruppe").

Offener Scratchtest

Wir lösen die zu testenden Medikamente wie beim Epikutantest beschrieben in Glyzerin oder 0,9 %iger NaCl-Lösung auf; Ampullenlösung verdünnen wir, falls notwendig, mit 0,9 %iger NaCl-Lösung. Die Lösung bringen wir auf die gesunde Haut und machen dann mit dem Messer durch die Lösung einen etwa 1,5 cm langen oberflächlichen Schnitt in die Haut. Der Schnitt soll nicht bluten. Eine positive Sofortreaktion zeigt sich innerhalb von 20 Minuten als Quaddelbildung um die Einritzstelle mit einer Rötung der Umgebung. Bleibt der Test innerhalb dieser Zeit negativ, reiben wir die Testlösung in die Einritzstelle ein.

Scratch-Epikutantest

Ist nach weiteren 10 Minuten keine positive Sofortreaktion festzustellen, legen wir ein Pflaster mit dem Medikament über die geritzte Stelle und lesen den Test nach 24, 48 und 72 Stunden ab. Bei den sog. Spätreaktionen bilden sich dann an der Stelle des Tests eine Rötung, eine Rötung mit Infiltrat oder eine ekzematöse Veränderung aus.

Nach Scratchtestung mit Phenothiazin (Lösungsmittel Glyzerin) tritt oft nach 48 oder 72 Stunden eine unspezifische, nicht juckende Rötung auf, die nicht als Nachweis einer Phenothiazinallergie zu werten ist.

R. S., geb. 13. 8. 1949, erhielt verschiedene Tuberkulostatika wegen einer Lungentuberkulose. Unter der Behandlung trat ein skarlatiniformes Exanthem mit Temperaturerhöhung, Anschwellen des Gesichtes und der Hände, positivem Rumpel-Leede-Zeichen und Leukozytenanstieg von 7800 auf 19 000 auf. Nach Abklingen der allergischen Erscheinungen führten wir Scratchtests mit den verschiedenen Tuberkulostatika durch. Im kombinierten Scratch-Epikutantest zeigte sich nach 24 Stunden eine positive Reaktion auf Neoteben.

Da die Patienten häufig verschiedene Schmerz-, Beruhigungs-, Schlaftabletten und Abführmittel nehmen, ohne die Namen zu behalten oder sie als Medikament zu registrieren, arbeiteten wir einen Standardmedikamententest aus, den wir bei Verdacht auf Arzneimittel-allergie mittesten (Tab. 12).

Tabelle 12
Standardmedikamententest (Scratch-Epikutantest)

Acidum acetylosalicylicum	10 %
Acidum diaethylbarbituricum	10 %
Acidum phenylaethylbarbituricum	10 %
Chininsulfat	25 %
Phenacetin	10 %
Phenolphthalein	2 %
Phenothiazin	2 %
Pyramidon (Dimethylaminophenyldimethyl-pyrazolon, Dimethylaminophenazon)	10 %
Lösungsmittel: Glyzerin	

Abriß-Epikutantest

Verlaufen die bisher beschriebenen Tests negativ und besteht keine Möglichkeit, den Intrakutantest durchzuführen, kann noch ein Abriß-Epikutantest gemacht werden.

Wir führen ihn aus, indem wir etwa 30mal Tesafilm von der gesunden Haut abziehen und dann das Medikament auf die gestrippte Stelle auflegen. Zeigt sich nach 20 Minuten keine Reaktion, legen wir ein Epikutanpflaster mit dem Medikament über diese Stelle und lesen nach 24 und 48 Stunden ab.

Konjunktivaltest

Als „Schnelltestmethode" — ohne sichere Aussagekraft bei negativer Reaktion — steht der Konjunktivaltest zur Verfügung, den wir vorwiegend bei Impfseren und bei Externa vornehmen, die zur Behandlung der Augen angewendet werden. Wir träufeln dann einen Tropfen der zu testenden Substanz, meist mit 0,9%iger NaCl-Lösung auf 10 % verdünnt, in den Konjunktivalsack. Wenn nach 20 Minuten eine Rötung der Konjunktiva auftritt, ist der Test positiv (s. auch S. 97).

Zum Nachweis von Allergien auf innerlich verabreichte Medikamente sollte der Konjunktivaltest nur bei Möglichkeit einer kontinuierlichen Beobachtung durchgeführt werden, da es außer einer lokalen Reaktion auch noch nach Stunden zu Allgemeinreaktionen kommen kann. Weiter muß man beachten, daß manche Medikamente auch in starker Verdünnung mit physiologischer Kochsalzlösung noch zu toxischer Reizung führen.

Intrakutantest

Der Intrakutantest ist eine weitere sehr wichtige Methode in der Diagnostik der Arzneimittelallergien. Bei seiner Anwendung mit Medikamenten ist besondere Vorsicht nötig, da es żu Allgemeinreaktionen kommen kann. Deshalb testen wir Medikamente grundsätzlich nur an den Unterarmen intrakutan. Vorsorglich legen wir vor Beginn der Intrakutantestung einen Stauschlauch lose um den Oberarm. Bei lokaler Ausbreitung der Reaktion oder bei Auftreten von Allgemeinerscheinungen kann durch Zuziehen des Stauschlauches die weitere Ausbreitung der allergischen Reaktion verhindert werden. Gegebenenfalls können sofort entsprechende Medikamente injiziert bzw. eine Infusion angelegt werden. Vorsicht bei der Intrakutantestung ist weiter geboten, da die Injektion bestimmter Medikamente zu Nekrosen der Haut führt. In seltenen Fällen ist im Gefolge einer intrakutanen Testung ein Wiederaufflammen der ursprünglichen Herde zu beobachten. Dabei ist daran zu denken, daß damit möglicherweise auch die allergischen Reaktionsmechanismen an den inneren Organen wieder wirksam werden. Schwierig ist es häufig, die Dosis zu finden, die eine positive Reaktion möglich macht, ohne bei zu hoher Dosierung zu unspezifischen Reaktionen oder zum anaphylaktischen Schock zu führen. Im Zweifelsfalle sind Reihentests in steigenden Konzentrationen notwendig.

Wir führen die Intrakutantestung vorwiegend bei Allergien auf Lokalanästhetika, Pyrazolone, Tuberkulostatika, Antibiotika, Insulin und Tetanol durch. Wir testen diese Medikamente, indem wir mit 0,1 ml der entsprechenden Testlösung eine Quaddel mit einem Durchmesser von 8 mm setzen und lesen zunächst nach 20 Minuten ab (s. Beitrag GRONEMEYER, S. 16). Ist die Quaddel größer als 12 mm und zeigt eine Rötung, so wird der Test als positiv bewertet. Die zweite Ablesung erfolgt nach 24 Stunden. Eine positive Spätreaktion nach 24 Stunden zeigt sich in einem geröteten Infiltrat größer als 5 mm oder Rötung und Schwellung verschiedener Größe bis zur Ausdehnung über den ganzen Unterarm.

Wegen der Gefährlichkeit der intrakutanen Penicillintestung sollte diese außerhalb der Klinik, in der alle Möglichkeiten zur Bekämpfung des anaphylaktischen Schocks (maschinelle künstliche Beatmung nach

Intubation) zur Verfügung stehen, nicht vorgenommen werden. Aber auch hier sollte die intrakutane Testung mit Penicillin-G-Na nur durchgeführt werden, wenn der Epikutantest mit Penicillin, der Scratchtest mit Penicilloyl-Polylysin und Penicillin und der Intrakutantest mit Penicilloyl-Polylysin negativ ausfallen. Mit der Einführung des Penicilloyl-Polylysins (einem Konjugat des Penicillinabbauproduktes Penicilloyl mit einem Polypeptid) zur Penicillintestung steht ein Testmittel zur Verfügung, das zuverlässiger und ungefährlicher als Penicillin-G-Na ist, obwohl auch hier bei der Testung Allgemeinreaktionen beobachtet werden. Falls nach negativer Penicilloyl-Polylysin-Testung ein intrakutaner Test mit Penicillin-G-Na notwendig ist, empfiehlt

Tabelle 13
Konzentrationen von Medikamenten bei der Intrakutantestung

Baralgin	1 %	(10 %)
Barbitursäure		
(Luminal-Natrium 0,22 g in 1 ml Aqua destillata)	1 %	(10 %)
Chinin		
(Chininum dihydrochloricum 0,25 g in 1 ml)	1 %	(10 %)
Chloramphenicol		
(Paraxin pro injectione 1 g in 5 ml Aqua destillata)	1 %	
Hostacain 1 %		
Inamycin = Novobiocin (500 mg in 5 ml Aqua destillata)	1 %	
Neoteben 5 %		
Novocain = Procain 1 %		
Pyrazolone		
(Novalgin 50 %)	1 %	(10 %)
Streptomycin		
(Streptothenat-Spritzamp.)	1 %	
Sulfonamide		
(Durenat, Madribon, 0,5 g in 5 ml)	1 %	
Tetracyclin		
(Reverin 100—100 mg in 2 ml Aqua destillata, Terravenös-Sterajekt)	1 %	
Vitamin B 1 = Aneurin = Thiamin		
(Betaxin 100 mg/1 ml)	1 %	(10 %)
Vitamin B 2 = Riboflavin = Lactoflavin		
(Beflavin 10 mg in 2 ml)	1 %	
Vitamin B 6 = Pyridoxin = Adermin		
(B 6—Vicotrat 100 mg/2 ml)	1 %	(10 %)
Vitamin B 12 = Cyanocobalamin = Cycobemin		
(Cytobion 150 γ in 5 ml)	1 %	(10 %)
Xylocain = Lidocain 1 %		

Lösungsmittel: 0,9%ige NaCl-Lösung
Angegebene Handelsnamen bezeichnen das Präparat, das wir bei Testungen benutzen. Eine Qualifizierung gegenüber gleichen Präparaten anderer Firmen ist damit nicht gegeben.

sich mit 1000 IE/ml (Verdünnungsmittel 0,9 %ige NaCl-Lösung) zu testen; bei negativer Frühreaktion kann mit 10 000 IE/ml weitergetestet werden.

Expositionstest

Wenn die bisher beschriebenen Testmethoden bei begründetem Verdacht auf eine Arzneimittelallergie keine positiven Reaktionen erbringen, bleibt als weitere Testmöglichkeit der Expositionstest. Er sollte nur stationär durchgeführt werden und auch nur dann, wenn

— die Erscheinungen der Arzneimittelallergie keinen lebensbedrohlichen Zustand ausgelöst hatten,

— es wirklich wichtig ist, zu wissen, ob der Patient auf ein bestimmtes Medikament allergisch reagiert. Das ist z. B. der Fall, wenn ein Patient nach gleichzeitiger Einnahme mehrerer Medikamente allergische Erscheinungen zeigte und jetzt eines dieser Medikamente dringend benötigt.

Beim Expositionstest ist zu bedenken, daß trotz einer durch ein bestimmtes Medikament ausgelösten Überempfindlichkeit die Reaktion bei erneuter Gabe des Medikamentes ausbleiben kann. Mehrere Erklärungen sind dafür möglich; so kann sich z. B. die Überempfindlichkeit gegen ein Zwischenprodukt richten, das beim Abbau des Medikamentes entsteht. Medikamente können aber je nach Stoffwechsellage verschieden im Organismus um- und abgebaut werden. Möglicherweise entsteht also bei einer erneuten Gabe des Medikamentes die entscheidende Zwischensubstanz nicht, gegen die Antikörper vorhanden sind. Auch die Dosis ist offenbar in manchen Fällen für die Art des Abbaus ausschlaggebend, so daß eine allergische Reaktion nur bei einer bestimmten Dosis eintritt.

Karenztest und andere Verfahren

Zuweilen genügt auch das Ergebnis des Karenztests: man gibt das fragliche Medikament nicht mehr und wartet, ob die unerwünschten Veränderungen abklingen. Es ist jedoch zu bedenken, daß manche Medikamente sehr lange im Organismus bleiben, oder daß sich die Überempfindlichkeit nicht gegen das Medikament als Ganzes, sondern gegen eine Nebengruppe richtet. Diese Nebengruppe ist nun möglicherweise in Medikamenten sehr unterschiedlicher Natur enthalten. Aus einer Arbeit von GOLDSTEIN u. Mitarb. (1963) geht hervor, daß eine Gruppensensibilisierung zwischen verschiedenen Hydantoinabkömmlingen und Luminal möglich ist, weil diese Substanzen eine chemische Gruppe gemeinsam haben. Dem Medikament entsprechende Substanzen können ferner mit der Nahrung zugeführt werden. Eine Urtikaria kann, durch Penicillinspuren in der Nahrung bedingt, über Monate unterhalten werden.

Führen alle diese Tests nicht zum Erfolg, so ist zu bedenken, daß bei den kutanen Tests das Medikament als Hapten angewandt wird, aus dem sich erst das Vollantigen bilden muß. Bei interner Gabe der Arznei entsteht möglicherweise ein anderes Vollantigen als bei Applikation an der Haut. Bei Testung auf oder in der Haut wird das Hapten möglicherweise so gebunden, daß kein Vollantigen entstehen kann.

Unerwünschte Nebenwirkungen durch Arzneimittel sind durchaus nicht immer allergischer Natur. Sie sind möglicherweise durch pharmakologische Nebenwirkungen oder auch toxisch bedingt. Sie können sich aus einer veränderten Ökologie, durch ein Shwartzman-Sanarelli-Phänomen oder durch eine Jarisch-Herxheimer-Reaktion ergeben. Ein allergisches Erscheinungsbild kann auch durch das Zusammentreffen einer Medikamentengabe mit einem zufälligen Infekt oder Kreislaufstörungen vorgetäuscht werden.

Mit den besprochenen Methoden sind die Möglichkeiten, ein Medikament als Allergen nachzuweisen, noch nicht erschöpft. Andere Verfahren stehen zur Verfügung (s. auch bei RAAB u. KLEINSORGE 1968), wie etwa der Prausnitz-Küstner-Test, die Serumübertragung auf Tiere, die Messung des Blutdruckes nach Gabe des angeschuldigten Medikamentes, die Kontrolle des Thrombozytenabfalls, des Abfalls der Leukozyten, die Prüfung der Degranulierung der Blutbasophilen, verschiedene serologische Verfahren wie Präzipitations- und Agglutinationstests und neuerdings auch die Prüfung des Einflusses eines beschuldigten Agens auf die Lymphozyten des sensibilisierten Individuums, der bei bestehender Allergie mit einer Proliferation dieser Zellen beantwortet wird (s. auch Lymphozytentransformationstest). Diese letzten Verfahren kommen wegen ihrer technischen Schwierigkeiten für die Praxis zur Zeit noch nicht in Frage.

Tabelle 14

Aufklärung von Arzneiallergien (n. Steigleder, 1973)
Immer daran denken!

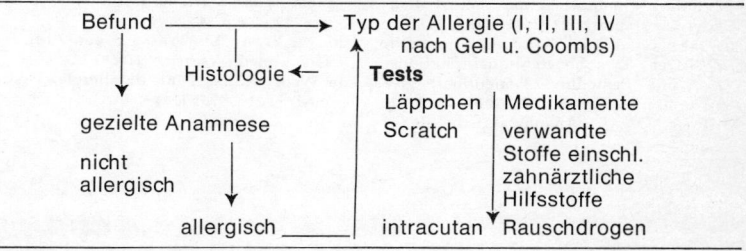

Nach wie vor gilt für alle Arzneimitteltests, daß erst die sorgfältige und fachgerecht erhobene Anamnese, die gezielte Befragung an Hand von Tabellen und ausgearbeiteten Fragebögen, die vom Patienten zu Hause in Ruhe ausgefüllt wurden, es erleichtern, die richtige Wahl der Teststoffe und des Testverfahrens zu treffen.

Abschließend sei noch einmal darauf hingewiesen, daß die Testung von Arzneien, im besonderen die Intrakutantests und die Expositionstests, ein Risiko in sich schließen. Der Patient sollte entsprechend unterrichtet werden, und der Arzt muß auf Zwischenfälle vorbereitet sein.

Literatur

Baer, R.: Fotoallergische Reaktionen durch Medikamente etc. In: O. Braun-Falco, H.-J. Bandmann (Hrsg.): Fortschritte der praktischen Dermatologie und Venerologie. Bd. 6. Springer, Berlin 1970

Bandmann, H. J., W. Dohn: Die Epicutantestung. München, Bergmann 1967

Engelhardt, A. W.: Zur Klinik und Diagnostik fixer Exantheme. Z. Haut- u. Geschl.-Kr. 32 (1962) 197

Gottmann-Lückerath, I., G. Ehring, G. K. Steigleder: Vergleichende Untersuchungen mit dem Epi- und Intrakutantest . . . Arch. Derm. Forsch. 246 (1973) 159

Goldstein, N., M. Leider, R. L. Baer: Drug eruptions from anticonvulsant drugs. Arch. Derm. (Chic.) 87 (1963) 612

Hansen, K., M. Werner: Lehrbuch der klinischen Allergie. Thieme, Stuttgart 1967

Heitmann, H. J.: Zur Methodik der Lymphocytenkultur als Allergie-Test. Hautarzt 18 (1967) 152

Hellenbroich, H., I. Lückerath: Hautteste bei Penicillin-Allergie. Hautarzt 22 (1971) 18

Lischka, G., u. I. Gottmann-Lückerath: Zelluläre Immunreaktion bei Pollenallergie. Hautarzt 22 (1971) 445

Lischka, G. u. I. Gottmann-Lückerath: Positiver Lymphocytentransformationstest mit Penicillin = Penicillinallergie? Arch. Derm. Forsch. 243, 101–106, 1972

Maucher, O. M.: Anaphylaktische Reaktionen beim Epikutantest. Hautarzt 23 (1972) 139

Mayer, R. L.: Die Beziehungen zwischen toxischen, allergischen und carcinogenen Eigenschaften aromatischer Amine. Klin. Wschr. 36 (1958) 885

Raab, W., H. Kleinsorge: Diagnose von Arzneimittelallergien. Urban & Schwarzenberg, München 1968

Schulz, K. H.: Chemische Struktur und allergene Wirkung. Editio Cantor, Aulendorf 1962

Schuppli, R.: Gewerblicher Hautschutz. VII. Fortbildungskurs f. prakt. Derm. u. Venerol. München 1973, Springer, Heidelberg, i. Druck.

Steigleder, G. K.: Haut. In: Erkrankungen durch Arzneimittel, hrsg. von R. Heintz. Thieme, Stuttgart 1966

Steigleder, G. K.: Dermatologie und Venerologie. Thieme, Stuttgart 1972

Steigleder, G. K.: Unerwünschte und unerwartete Wirkungen von Arzneien an der Haut. Hautarzt 24 (1973) 261

Thiers, H.: Manuel d'Allergologie. Masson, Paris 1964

Tritsch, H., C. Orfanos, I. Lückerath: Nekrolytische Arznei-Exantheme. Hautarzt 19 (1968) 24

de Weck, A. L.: Was ist ein Antigen? Dtsch. med. Wschr. 92 (1967) 122

de Weck, A. L.: Penicillinallergie. Dtsch. med. J. 21 (1970) 1154

Gruppenallergie bei Arzneimitteln

Von E. Schöpf

Der diagnostische Nachweis eines Arzneimittelallergens zeigt in bestimmten Fällen die Sensibilisierung gegen eine chemisch definierte „Gruppe" des Medikamentes an, die auch bei anderen pharmakodynamisch recht unterschiedlichen Arzneistoffen vorliegen kann. Die Zusammenstellung entsprechender Gruppenallergien erfüllt damit auch eine zur Diagnostik gehörende Aufgabe.

Begriffsbestimmung

Der Begriff der Gruppenallergie beinhaltet, daß sich eine polyvalent erscheinende Allergie auf eine Sensibilisierung gegen chemisch verwandte Substanzen zurückführen läßt, wobei das primär sensibilisierende Allergen mit den sekundär die allergischen Erscheinungen auslösenden Allergenen immunchemisch verwandt ist.

Das Phänomen der Gruppenallergie ist sowohl bei den sogenannten zellulären Allergien (durch T-Lymphozyten vermittelte Immunreaktionen, wie z. B. allergisches Kontaktekzem, Tuberkulinallergie u. a.) als auch bei sogenannten humoralen Allergien (durch Antikörper vermittelte Immunreaktionen wie z. B. Urtikaria, anaphylaktischer Schock u. a.) zu beobachten.

In den meisten Fällen ergibt sich die immunchemische Verwandtschaft der im Sinne einer Gruppenallergie reagierenden Substanzen aus gemeinsamen strukturchemischen Merkmalen. Es besteht aber auch die Möglichkeit, daß aus verschiedenen gruppenallergisch reagierenden Verbindungen durch Metabolisierung im Organismus ein für diese verschiedenen Substanzen gemeinsames Allergen entsteht.

Es muß betont werden, daß gruppenallergische Reaktionen nicht obligat, sondern nur fakultativ auftreten. Es läßt sich also im Einzelfall nicht voraussehen, ob mit allergischen Reaktionen durch immunchemisch dem Primärallergen verwandte Substanzen zu rechnen ist. In der Praxis sollte man sich aber immer so verhalten, als ob dies der Fall wäre, auch wenn Testunterlagen zunächst keinen Hinweis auf eine Gruppenallergie bieten.

Von der Gruppenallergie abzugrenzen sind die vor allem von Bandmann herausgestellten koppelungsallergischen Reaktionen: Hierbei handelt es sich um eine polyvalente Allergie, die durch konkomitie-

rende Sensibilisierung infolge expositioneller „Bündelung der Allergene" zustande kommt. Als Beispiele seien die Dichromat- und Ko-
baltsalzallergien durch Bündelung im Zement oder Neomycin- und
Bacitracinallergien durch Bündelung in einem Lokaltherapeutikum
angeführt. Noch offen ist die Frage, ob die nicht selten zu beob-
achtende gleichzeitige Sensibilisierung gegen Nickel- und Kobaltsalze
durch Koppelung dieser Verbindungen in Kontaktnoxen, wie z. B.
Strumpfhalter, oder durch die im periodischen System benachbarte
Stellung von Nickel und Kobalt möglicherweise bedingte chemische
Verwandtschaft herbeigeführt wird. Weiterhin ist der Begriff der
Pfropfallergie von dem der Gruppenallergie zu unterscheiden; er beinhaltet, daß sich eine Allergie auf eine schon bestehende Erkrankung
aufpfropft. Als Beispiel mögen die bei bis zu 80 %̸ der Patienten mit
Ulcera crurum beobachteten iatrogenen Kontaktallergien vor allem
gegen Salbenkonservierungsstoffe, Salbengrundlagen und Antibiotika
dienen (BRAUN 1970).

Im folgenden werden in tabellarischer Form verschiedene Substanzen
aufgeführt, die durch gemeinsame struktur- und immunchemische
Merkmale unter gruppenallergischen Gesichtspunkten von praktischer
Bedeutung sind. Dabei ist es nicht möglich, alle in Frage kommenden
Allergengruppen aufzuführen. Bewußt werden aber innerhalb der
angesprochenen Gruppen auch Substanzen erwähnt, die aufgrund ihrer
chemischen Struktur theoretisch zu gruppenallergischen Reaktionen
Anlaß geben könnten, ohne daß diesbezüglich Beobachtungen bisher
publiziert wurden. In den Tabellen sind in alphabetischer Reihenfolge
die Handelsnamen der Substanzen und ihre internationale Kurzbe-
zeichnung ohne Anspruch auf Vollständigkeit aufgeführt.

Gruppenallergie gegen sogenannte Parastoffe

Große praktische Bedeutung besitzt die Gruppenallergie gegen soge-
nannte Parastoffe. Gemeinsames strukturchemisches Merkmal dieser
Verbindungen ist die am Benzolring paraständig substituierte Aminogruppe. Parastoffe im weiteren Sinne sind die mit einer OH- oder
NO_2-Gruppe paraständig substituierten Substanzen, die seltener zu
Gruppenreaktionen Anlaß geben. Beispiele dieser Verbindungen sind
in Abb. 35 dargestellt (s. auch Tab. 7). Es handelt sich somit um eine
Gruppe verschiedener aromatischer Verbindungen, deren immunchemische Gemeinsamkeit darin begründet ist, daß diese Verbindungen durch Oxydation zu Substanzen mit Chinonstruktur metabolisiert
werden (MAYER 1954).

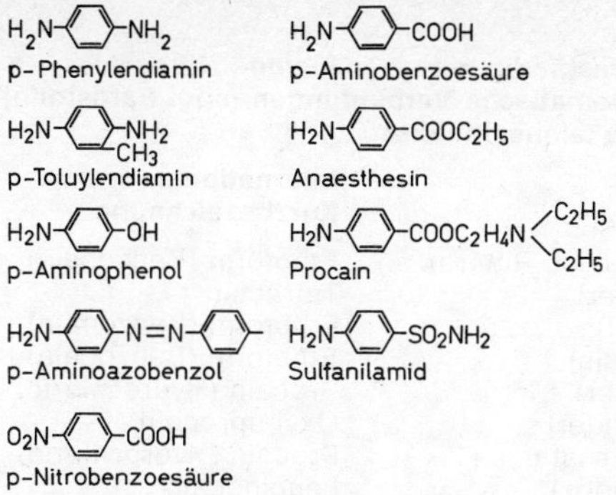

H_2N—⟨⟩—NH_2
p-Phenylendiamin

H_2N—⟨⟩—COOH
p-Aminobenzoesäure

H_2N—⟨⟩—NH_2
      CH$_3$
p-Toluylendiamin

H_2N—⟨⟩—COOC$_2$H$_5$
Anaesthesin

H_2N—⟨⟩—OH
p-Aminophenol

H_2N—⟨⟩—COOC$_2$H$_4$N⟨$^{C_2H_5}_{C_2H_5}$
Procain

H_2N—⟨⟩—N=N—⟨⟩—
p-Aminoazobenzol

H_2N—⟨⟩—SO$_2$NH$_2$
Sulfanilamid

O_2N—⟨⟩—COOH
p-Nitrobenzoesäure

Abb. 35 Chemische Struktur einiger sogenannter Parastoffe. Gemeinsames Merkmal ist die paraständige Amino-, Nitro- bzw. Hydroxylgruppe

In Tabelle 15 sind die sogenannten Parastoffe nach ihrer pharmakologischen Wirkung bzw. technischen Bedeutung in Gruppen aufgeführt. Die praktisch wichtigen Verbindungen innerhalb dieser Gruppen sind mit ihren internationalen Kurzbezeichnungen und den auf dem deutschen Arzneimittelmarkt gebräuchlichen Handelsnamen in Tabelle 15 zusammengestellt. Parastoffe im weiteren Sinne stellen die sogenannten Nipaester dar, Para-oxybenzoesäureester, die vor allem als Salbenkonservierungsstoffe nicht selten zu Kontaktallergien führen. Tierexperimentelle Untersuchungen sprechen für gruppenallergische Beziehungen zwischen Nipaestern und paraständig substitutierten Aminoverbindungen (KLASCHKA). Die praktische Bedeutung dieser Befunde beim Menschen ist aber umstritten. Möglicherweise handelt es sich bei der Mehrzahl der nebeneinander bestehenden Allergien gegen Paraaminoverbindungen (z. B. p-Phenylendiamin u. a.) und Parahydroxyverbindungen (Nipaester) um Koppelungsallergien.

Tabelle 15
Substanzgruppen sog. Parastoffe

   I. Lokalanästhetika (Benzocain, Pantocain u. a.)
  II. Chemotherapeutika (Sulfonamide, PAS)
 III. Orale Antidiabetika (Carbutamid u. a.)
  IV. Diuretika (Furosemid)
   V. Tuberkulostatika (PAS)
  VI. Konservierungsstoffe (Nipaester)
 VII. Lichtschutzmittel (p-Aminobenzoesäure)
VIII. Gummiinhaltsstoffe (Derivate des p-Phenylendiamins)
  IX. Farbstoffe (p-Phenylendiamin u. a.)
   X. Filmentwickler (Hydrochinon u. a.)

Tabelle 16

Gruppenallergie gegen paraständig mit einer Amino-, Nitro- oder Hydroxylgruppe substituierte aromatische Verbindungen (sog. Parastoffe)
I. Lokalanästhetika

Handelsnamen		Internationale Kurzbezeichnung
Anaesthesin	(Hoechst, Ritter u. a.)	Ethoform (Benzocain)
Contralgin	(Bayer)	Tetracain
Dentisat	(Asal)	Ethoform (Benzocain)
Dentospirol	(Lyssia)	Ethoform (Benzocain)
Impletol	(Bayer)	Procain (Hydrochlorid)
Novesine	(Wander)	Oxybuprocain
Novocain	(Hoechst u. a.)	Procain (Hydrochlorid)
Panthesin	(Sandoz)	Leucinocain
Pantocain	(Hoechst)	Tetracain
Segmentan	(Hameln)	Procain (Borat)
Compositum		
		(Procain in einigen rezeptfreien Geriatrika enthalten)

II. Sulfonamide

Handelsnamen		Internationale Kurzbezeichnung
Aristamid	(Nordmark)	Sulfisomidin
Badional	(Bayer)	Sulfathiourea
Cibazol	(Ciba)	Sulfathiazol
Davosin	(Parke-Davis)	Sulfamethoxypyridazin
Dosulfin	(Geigy)	Sulfaproxylin
Durenat	(Bayer, Schering)	Sulfamethoxydiazin
Eleudron	(Bayer)	Sulfathiazol
Elkosin	(Ciba)	Sulfisomidin
Eubasin	(Nordmark)	Sulfapyridin
Euvernil	(Heyden)	Sulfacarbamid
Gantrisin	(Roche)	Sulfafurazol
Globucid	(Schering)	Sulfaethidol
Irgamid	(Geigy)	Sulfadicramid
Isopto-Sulfa-Augentr.	(Roland)	Sulfacetamid
Jecoramid	(Tempelhof)	Sulfanilamid
Lederkyn	(Lederle)	Sulfamethoxypyridazin
Lentia-Salbe	(Lentia)	Sulfacetamid
Longum	(Farmitalia)	Sulfamethoxypyrazin
Madribon	(Roche)	Sulfadimethoxin
Marbadal	(Bayer)	Sulfatolamid
Marfanil	(Bayer)	Mafenid
Orisul	(Ciba)	Sulfaphenazol
Pallidin	(Merck)	Sulfaperin
Prontalbin	(Bayer)	Sulfanilamid
Pyodron	(Artesan)	Sulfanilamid
Resulfon	(Nordmark)	Sulfaguanidin

Sanamid	(Sasse)	Sulfanilamid
Sulfa-Perlongit	(Boehringer,	Sulfaethidol
Sulfapyridin Homburg	Ingelheim)	Sulfapyridin
Sulfuno	(Nordmark)	Sulfamoxol

III. Orale Antidiabetika

Handelsnamen		Internationale Kurzbezeichnung
Artosin	(Boehringer, Mannheim)	Tolbutamid
Dia-Tablinen	(Sanorania)	Carbutamid
Invenol	(Hoechst)	Carbutamid
Nadisan	(Boehringer, Mannheim)	Carbutamid
Rastinon	(Hoechst)	Tolbutamid
Tolbutamid-Tablinen	(Sanorania)	Tolbutamid

IV. Diuretika

| Lasix | (Hoechst) | Furosemid |

V. Tuberkulostatika

Handelsnamen		Internationale Kurzbezeichnung
Aminox	(Hoechst)	p-Aminosalicylsäure
p-Aminosalicylsäure „Merck"		p-Aminosalicylsäure
Pasalon	(Bayer)	p-Aminosalicylsäure

VI. Konservierungsstoffe

Nipabenzyl	Benzylparaben
Nipabutyl	Butylparaben
Nipagin A	Aethylparaben
Nipagin M	Methylparaben
Nipasol M	Propylparaben
Oxyben i P	Isopropylparaben
Paraben	p-Hydroxybenzoesäure

Gruppenallergie gegen Antibiotika

Eine nicht minder große Bedeutung ist den gruppenallergischen Reaktionen gegen Antibiotika beizumessen. Hier spielt vor allem die Allergie gegen Neomycin, das in Lokaltherapeutika weit verbreitet ist, eine große Rolle. Die Häufigkeit von Neomycin-Kontaktallergien bei 4825 Ekzematikern wird von der International Contact Dermatitis Research Group mit 3,7 % angegeben.

Seit langem sind gruppenallergische Beziehungen zwischen Neomycin, Kanamycin, Framycetin, Paromomycin und in den letzten Jahren auch Gentamycin (BRAUN 1969) bekannt geworden (Tabelle 17). So konnten z. B. PIRILÄ, HIRVONEN und ROUHUNKOSKI zeigen, daß 40 von 100 Neomycin-Kontaktallergikern auf Gentamycin und von diesen bis auf 2 auch auf Kanamycin im Patchtest positiv reagierten, ohne daß diese Patienten nachweislich mit diesen Antibiotika zuvor Kontakt hatten. Umstritten sind die vereinzelt mitgeteilten gruppenallergischen Reaktionen zwischen Neomycin und Streptomycin. Dagegen dürfte es sich bei den kombiniert vorkommenden Neomycin-Bacitra-

Tabelle 17

Gruppenallergie gegen Antibiotika: Neomycin u. a.

Handelsnamen		Internationale Kurzbeschreibung
Bykomycin	(Byk-Gulden)	Neomycin-sulfat
Decoderm- u. Sulmycin-	(Merck)	
Lokaltherapeutika	(Byk-Essex)	Gentamycin
Didrosulfon	(Grünenthal)	Dihydrostreptomycin-sulfat
Didrothenat	(Grünenthal)	Dihydrostreptomycin-sulfat
Enterastrept	(Heyl)	Dihydrostreptomycin-sulfat
Humatin	(Parke-Davis)	Paromomycin-sulfat
Kanamycin „Grünenthal"		Kanamycin-sulfat
Kanamytrex	(Boehringer, Ingelheim)	Kanamycin-sulfat
Leukase	(Dauelsberg)	Framycetin-sulfat
Lokaltherapeutika		Neomycin-sulfat
Myacyne	(Owege)	Neomycin-sulfat
Penistrept	(Heyl)	Streptomycin-sulfat
Refobacin	(Merck)	Gentamycin
Resistomycin	(Bayer)	Kanamycin-sulfat
Rhino-Flexiole		
c. Neomycino	(Mann)	Neomycin-oleat
Soframycin	(Roussel)	Framycetin-sulfat
Solvostrept	(Heyl)	Dihydrostreptomycin-sulfat
Sulmycin	(Byk-Essex)	Gentamycin
Supracillin	(Grünenthal)	Streptomycin-sulfat
Streptomagma	(Wyeth)	Dihydrostreptomycin-sulfat
„Streptomycin-Sulfat"	(Bayer, Bastian, Heyl, Hoechst, Grünenthal, Novo, Pfizer)	Streptomycin-sulfat

cinallergien nicht um Gruppen-, sondern um Koppelungsallergien durch expositionelle Bündelung in Lokaltherapeutika handeln.

Für die Praxis sollte die Regel gelten: Bei Nachweis einer Kontaktallergie gegen eines der hier aufgeführten Antibiotika sollten Substanzen dieser Antibiotikagruppe nicht verordnet werden.

Gleiche praktische Konsequenzen sollten bei Vorliegen einer Penicillinallergie, unabhängig von der Art der Allergie, gezogen werden. Auch die modernen halbsynthetischen Penicilline und, wenn auch seltener, die Cephalosporine zeigen untereinander und gegenüber den sogenannten natürlichen Penicillinen gruppenallergische Reaktionen (Tabelle 18). Als Beispiel seien hier die Verhältnisse bei 24 Krankenschwestern mit Ampicillin-Kontaktallergie aus einer Arbeit von K. H Schulz et al. 1970 angeführt.

Beim Vorliegen einer Penicillinallergie sollte nicht auf ein anderes Penicillin- oder Cephalosporinpräparat umgesetzt werden, da mögliche Gruppenreaktionen nicht voraussehbar sind. Eine Ausnahme stellt lediglich eine vitale Indikation für eine Penicillintherapie dar, wie z. B. eine schwere Endocarditis lenta. Hier wäre der Versuch einer Desensibilisierung unter stationären Bedingungen in bestimmten Fällen gerechtfertigt, zumal, im Einzelfall allerdings nicht voraussehbar, trotz bestehender Penicillinallergie eine Reexposition nicht unbedingt zu allergischen Manifestationen führen muß.

Tabelle 18

Gruppenallergie gegen Antibiotika: Penicilline

I. Derivate des natürlichen Penicillins

Handelsnamen		Internationale Kurzbezeichnung
Aquacillin	(Bayer)	Procain-Penicillin G
Beromycin	(Boehringer, Ingelheim)	Phenoxymethyl-Penicillin Kalium
Depot-Penicillin Novo		Procain-Penicillin G
Immunocillin	(Dauelsberg)	Phenoxymethyl-Penicillin
Megacillin	(Grünenthal)	Clemizol-Penicillin
Neopenyl	(Grünenthal)	Clemizol-Penicillin
Omnamycin	(Hoechst)	Procain-Penicillin G, Streptomycin-sulfat
Oratren	(Bayer)	Phenoxymethyl-Penicillin
Penicillin G „Bastian", „Bayer", „Bristol", „Engelhardt", „Göttingen", „Grünenthal", „Heyl", „Hoechst", „Madaus", „Merck", „Organon", „Schering", „Winzer"		Penicillin G (Na- u. K-Salz)
Tardocillin	(Bayer)	Benzythin-Penicillin G

II. Halbsynthetische Penicilline

Handelsnamen		Internationale Kurzbezeichnung
Amblosin	(Hoechst)	Ampicillin
Anabactyl	(Beecham)	Carbenicillin
Baycillin	(Bayer)	Propicillin
Binotal	(Bayer)	Ampicillin
Constaphyl	(Bristol)	Dicloxacillin
Cryptocillin	(Hoechst)	Oxacillin
Dichlor-Stapenor	(Bayer)	Dicloxacillin
Oralopen	(Bayer)	Phenethicillin
Oricillin neu	(Grünenthal)	Propicillin
Pen 200	(Pfizer)	Phenethicillin
Penbristol	(Lappe, Bristol)	Ampicillin
Penbrock	(Beecham)	Ampicillin
Pencompren	(MBK)	Phenethicillin
Stampen	(Beecham)	Dicloxacillin
Stapenor	(Bayer)	Oxacillin
Totocillin	(Bayer)	Ampicillin
		Oxacillin

III. Cephalosporine

Handelsnamen		Internationale Kurzbezeichnung
Cephalotin Lilly	(Lilly)	Cefalotin
Kefspor	(Lilly)	Cefaloridin

Gruppenallergie gegen Psychopharmaka

Zunehmende Bedeutung erlangt in unserer psychopharmakafreund-lichen Epoche die Gruppenallergie gegen tricyclische Verbindungen der Phenothiazin-, Dibenzocycloheptadien-, Thioxanthen- und Di-benzazepin-Reihe. Die Phenothiazine zeigen mitunter gruppenaller-gische Reaktionen mit Thioxanthen- oder Dibenzocycloheptadien-derivaten (Tab. 19).

Nach tierexperimentellen Befunden von SULSER und SCHWARZ besteht eine fast 100%ige Gruppenreaktivität zwischen Megaphen, also Chlorpromazin, und Taractan bzw. Truxal, also Chlorprothixen und eine etwa 50%ige Gruppenreaktivität zwischen Chlorpromazin und dem Dibenzocycloheptadienderivat Laroxyl. Auch zwischen dem Di-benzazepinderivat Tofranil und Chlorpromazin scheinen gruppen-allergische Beziehungen zu bestehen.

Tabelle 19

Gruppenallergie gegen tricyclische Verbindungen der Phenothiazin-, Dibenzocycloheptadien-, Thioxanthen- und Dibenzazepin-Reihe

I. Phenothiazinderivate

Handelsnamen		Internationale Kurzbezeichnung
Andantol	(Homburg)	Isothipendyl
Aolept	(Bayer)	Propericiazin
Aplexil	(Specia)	Oxomemazin
Atosil	(Bayer)	Promethazin
Decentan	(Merck)	Perphenazin
Dibutil	(Bayer)	Profenamin
Dominal	(Homburg)	Prothipendyl
Imakol	(Specia)	Oxomemazin
Jatroneural	(Röhm u. Haas)	Trifluperazin
Lyogen	(Byk-Gulden)	Fluphenazin
Mayeptil	(Specia)	Thioproperazin
Megaphen	(Bayer)	Chlorpromazin
Melleretten	(Sandoz)	Thioridazin
Melleril	(Sandoz)	Thioridazin
Neurocil	(Bayer)	Levomepromazin
OMCA	(Heyden)	Fluphenazin
Pacatal	(Promonta)	Pecazin
Pasaden	(Homburg)	Homofenazin
Phenergan	(Wyeth)	Promethazin
Protactyl	(Wyeth)	Promazin
Psyquil	(Heyden)	Triflupromazin
Randolectil	(Bayer)	Butyrylperazin
Repeltin	(Bayer)	Alimemazin
Taxilan	(Promonta)	Perazin
Torecan	(Sandoz)	Tiethylperazin

II. Thioxanthenderivate

Handelsnamen		Internationale Kurzbezeichnung
Ciatyl	(Tropon)	Clopenthixol
Fluanxol	(Tropon)	Flupenthixol
Navane	(Roerig)	Thiothixen
Taractan	(Roche)	Chlorprothixen
Truxal	(Tropon)	Chlorprothixen

III. Dibenzocycloheptadienderivate

Laroxyl	(Roche)	Amitriptylin
Nortrilen	(Tropon)	Nortriptylin

IV. Dibenzazepinderivate

Handelsnamen		Internationale Kurzbezeichnung
Adumbran	(Thomae)	Oxazepam
Insidon	(Geigy)	Opipramol
Librium	(Roche)	Chlordiazepoxid
Mogadan	(Roche)	Nitrazepam
Praxiten	(Wyeth)	Oxazepam
Tofranil	(Geigy)	Imipramin
Valium	(Roche)	Diazepam

Gruppenallergie gegen Pyrazolone

Fast unübersehbar ist die Verbreitung der als Analgetica, Antipyretica und Antirheumatica verwendeten Pyrazolonderivate. Die wesentlichsten Vertreter dieser Gruppe sind Antipyrin, Pyramidon, Butazolidin und Novalgin (Tabelle 20). Theoretisch vorstellbar sind auch Gruppenreaktionen mit pyrazolonhaltigen Farbstoffen. Einige dieser Farbstoffe enthalten nämlich parasubstituierte aromatische Verbindungen, so daß gruppenallergische Reaktionen auch mit sogenannten Parastoffen vorkommen können.

Tabelle 20

Gruppenallergie gegen Pyrazolonderivate

Analgetika, Antipyretika, Antirheumatika

Handelsnamen		Internationale Kurzbezeichnung
Antipyrin	(Hoechst)	Phenazon
Butazolidin	(Geigy)	Phenylbutazon
Gentamidon	(Krugmann)	Amidopyrin-gentisat
Irgapyrin	(Geigy)	Phenylbutazon
Isopyrin	(Byk)	Isopropylamino-phenazon
Neopyrin	(Knoll)	Aminophenazon
Nicopyron	(Trommsdorff)	Nifenazon
Novalgin	(Hoechst)	Nor-amidopyrin-methansulfonat-Na
Pyramidon	(Hoechst)	Amidopyrin
Tanderil	(Geigy)	Oxiphenbutazon
Tomanol	(Byk)	Isopropylamino-phenazon
Vaditon	(Promonta)	Amidopyrin-ascorbat

Gruppenallergie gegen Chinoline

Nur andeutungsweise sei auf die Gruppenallergie gegen Chinolin-Derivate hingewiesen, die als Antiseptika, Antimykotika, Protozida und Antineuralgika weit verbreitet sind (Tabelle 21).

Tabelle 21

Gruppenallergie gegen Chinolin-Derivate

Antiseptika, Antimykotika, Antineuralgika, Protozida

Handelsnamen		Internationale Kurzbezeichnung
Chinosol	(Chinosol AG)	Oxin-sulfat
Chlorisept	(Casella-Riedel)	Chloroxin
Entero-Vioform	(Ciba)	Chlorjodhydroxychinolin
Intestopan	(Sandoz)	Broxiquinolin
Mexaform	(Ciba)	Chlorjodhydroxychinolin
Vioform	(Ciba)	Chlorjodhydroxychinolin
Yatren	(Bayer)	Chiniofon

Gruppenallergie gegen Photoallergene

Zunehmende Bedeutung werden den Gruppenallergien gegen die Photoallergene Bithionol, Salicylanilide und Hexachlorophen beizumessen sein, da sie inkorporiert in Seifen und Desodorantien sowie Antimykotika immer weitere Verbreitung erfahren werden (Tab. 22).

Tabelle 22

Gruppenallergie gegen Salicylanilide und verwandte Verbindungen

Antimykotika, Desodorantien, Desinfizientien u. a.

Handelsnamen		Internationale Kurzbezeichnung
Irgasan	(Geigy)	Tetrachlorsalicylanilid
Multifungin	(Knoll)	Brom-chlorsalicylanilid
pHiso-Hex	(Winthrop)	Hexachlorophen
Zymasept	(Zyma-Blaes)	Hexachlorophen

Gruppenallergie gegen Bromierte Harnstoffderivate

Zum Schluß sei noch auf einige Substanzgruppen hingewiesen, die unter dem Gesichtspunkt der Gruppenallergie auch von Bedeutung sind: Bromierte Harnstoffderivate, wie sie als Adalin, Abasin und Bromural in mehreren Hundert, zum größten Teil rezeptfrei erhältlichen Schlaf-, Beruhigungs- und Schmerzmitteln enthalten sind und zum Bilde einer Purpura pigmentosa progressiva führen können; sie zeigen untereinander häufig gruppenallergische Reaktionen, selten auch gegenüber dem Tranquilizer Meprobamat (Cyrpon, Miltaun) (K. H. Schulz 1964).

Abschließend sei nochmals darauf hingewiesen, daß gruppenallergische Reaktionen zwischen immunchemisch verwandten Verbindungen nicht obligat auftreten. Um einen Überblick über gruppenallergische Reaktionen im Einzelfall zu erhalten, wird eine eingehende

Testuntersuchung mit den in Frage kommenden Allergenen notwendig sein. Eine erklärende und quantitative Aussage zum Phänomen des fakultativen Vorkommens gruppenallergischer Reaktionen ist bisher nicht möglich. Praktische Konsequenz einer nachgewiesenen Sensibilisierung gegen ein bestimmtes Allergen sollte die Vermeidung einer Exposition mit dem Primärallergen immunchemisch verwandten Substanzen sein.

Literatur

Bandmann, H. J., W. Dohn: Die Epikutantestung. Bergmann, München 1967

Braun, W., R. Schütz: Beitrag zur Gentamycin-Allergie. Hautarzt 20 (1969) 108–112

Braun, W.: Iatrogene Sensibilisierung und Beinleiden. Med. Klin. 65 (1970) 506

Klaschka, F.: Kontaktallergie gegen Konservierungsmittel mit Salben und Cremes. Fette, Seifen, Anstrichmittel 68 (1966) 756

Mayer, R. L.: Group-Sensitization to Compounds of Quinone Structure and its Biochemical Basis; Role of these Substances in Cancer. Progr. Allergy 4 (1954) 79–172

Pirilä, V., M. L. Hirvonen, S. Rouhunkoski: The patern of cross-sensitivity to neomycin; secondary sensitization to gentamycin. Dermatological (Basel) 136 (1968) 321–324

Schulz, K. H.: Chemische Struktur und allergene Wirkung. Editio Cantor, Aulendorf 1962

Schulz, K. H.: Allergische Hautreaktionen und Arzneimittelgruppen. Arch. klin. exper. Dermat. 219 (1964) 277

Schulz, K. H., E. Schöpf, O. Wex: Allergische Berufsekzeme durch Ampicillin. Berufsdermatosen 18 (1970) 132–143

Sidi, E., M. Hincky, F. R. Longneville: Cross sensitization between neomycin and streptomycin. J. invest. Dermat. 30 (1958) 225

Sulser, H., K. Schwarz, M. Schwarz: Über Kreuzreaktionen bei experimenteller photoallergischer Chlorpromazin-Sensibilisierung. Dermatologica (Basel) 127 (1963) 108–120

Besonderheiten der allergologischen Diagnostik im Kindesalter

Von G. Erdmann

Erwecken charakteristische Krankheitszeichen und Hinweise aus der Vorgeschichte den Verdacht, es könne bei einem Kind eine allergische Krankheit bestehen, dann hat der Arzt die zusätzliche diagnostische Aufgabe, die Ätiologie und Pathogenese nach den Regeln der Allergologie sachgemäß zu ergründen (s. Tab. 1). Da in Deutschland im Gegensatz zu den Vereinigten Staaten eine allergologische Subspezialität der Pädiatrie bisher nicht existiert, wird die Anwendung einschlägiger Untersuchungsmethoden, wenn die Patienten das 14. Lebensjahr noch nicht überschritten haben, in erster Linie allergologisch tätigen Kinderärzten vorbehalten bleiben. Wenngleich ein erfahrener Arzt durch sorgfältige Anamneseerhebung schon wichtige Hinweise für eine allergische Pathogenese gewinnen kann, so gehören doch auch allergische Testmethoden bei Kindern verschiedener Altersstufen in den Rahmen einer umfassenden allergologischen Diagnostik. Dabei sind neben kinderärztlicher Ausbildung Kenntnisse auf dem Gebiet der Allergologie und eine zweckentsprechende Ausrüstung zu fordern. Testergebnisse haben auch bei Kindern wie allgemein erst dann klinisch-diagnostischen Wert, wenn sie sich zu anamnestischen Angaben und zur umfassenden klinischen Befunderhebung in Beziehung setzen lassen (S. 63 ff.).

Eine Übersicht über die Testverfahren, die zum Nachweis einer spezifischen Sensibilisierung oder des aktuellen, pathogenen Allergens je nach diagnostischer Fragestellung auch bei Kindern anwendbar sind, gibt Tab. 23.

Dem Allergennachweis dienen in der Pädiatrie vor allem die verschiedenen Hautproben, mit denen gerade bei Kindern schon häufig ein aktuelles Allergen erkannt wird. Grundsätzlich können Kinder in jedem Lebensalter, das Säuglingsalter inbegriffen, kutan getestet werden. Hinsichtlich der Durchführung von Hautproben bei Kindern sind einige allgemeine Erfahrungsgrundsätze zu beachten:

— Ein Kind wird beim Eintritt in den Testraum leicht von dem glitzernden Aufwand an Spritzen, Injektionskanülen und Ampullen irritiert. Selbst wenn die Eltern die Kinder über die durchzuführenden Maßnahmen vielleicht aufgeklärt haben, machen sich die kleinen Patienten — oft gerade erst durch eine solche Erläuterung verängstigt —

auf eine „Tortur" gefaßt. Abwehrreaktionen und Störung der ärztlichen Tätigkeit ergeben sich daraus nicht selten. Voraussetzung für eine umfassende Testung auf der Haut sind gewandtes und rasches Vorgehen des Arztes sowie gütiger Zuspruch und Vertrautheit mit der Seele des Kindes. Unter Umständen empfiehlt es sich, 1 bis 2 Stunden vor einer Hauttestung dem Kind Meprobamat (etwa als Cyrpon) in altersgemäßer Dosierung oral oder als Suppositorium zur Behebung der Angst zu verabreichen. Interessierte Kinder werden nicht selten zu neugierigen Beobachtern des Verfahrens und fühlen sich nicht als Testobjekte, wenn sie entsprechend abgelenkt werden. Ältere Kinder können gelegentlich jüngeren als Vorbilder für gutes Verhalten dienen. Eine empfindsame Mutter wird beim Halten des Kindes besser durch eine beherzte Schwester vertreten. Das Anlegen der Hautproben bei Kindern sollte keinesfalls medizinischem Hilfspersonal überlassen werden, sondern ausschließlich ebenso wie das nachfolgende Ablesen der entstandenen Reaktionen dem Arzt vorbehalten bleiben (s. auch S. 68 ff.).

— Die Erfahrung, daß bereits geringe Mengen bestimmter Allergene gelegentlich am allergisch kranken Organ Reaktionen oder auch heftige Allgemein- oder Schockerscheinungen auslösen können, läßt uns wegen der vom Erwachsenen abweichenden Reagibilität bei Kindern zu besonderer Vorsicht raten.

Die Haut als Areal zur Prüfung auf eine Sensibilisierung des Organismus durch spezifische Allergene zu benutzen, geht auf BLACKLEY (1873) zurück (s. auch S. 11). Diese Methode ist später von dem Wiener Kinderarzt CLEMENS VON PIRQUET angewendet worden, der 1907 die kutane Tuberkulinprobe zum Nachweis der Tuberkulinallergie eingeführt hat. Das jetzt bei der Tuberkulosediagnostik durch andere Methoden ersetzte ursprüngliche Verfahren bleibt, wenn auch modifiziert, bis heute zur Erkennung der verschiedenen Allergieformen eine der wichtigsten diagnostischen Maßnahmen.

Für praktische Zwecke wird sich der Kinderarzt vor allem des Ritztests und der Pflasterprobe bedienen. Trotz der bereits erwähnten hohen Reagibilität des Kindes halten wir nach negativem Ausfall dieser beiden Proben den Intrakutantest zu weiteren Testungen für geeignet, empfehlen jedoch, diese Methode nur im Rahmen einer stationären Untersuchung anzuwenden. Hierzu geben negativer oder fraglicher Ausfall der erstgenannten Proben oder wissenschaftliche Fragestellungen Anlaß. Wegen der genaueren Dosierungsmöglichkeit und wegen der gezielteren Applikation des Testgutes gibt die Intrakutanprobe exaktere Informationen, der Untersucher nimmt aber dabei ein größeres Risiko in Kauf. Untersuchungen in jüngster Zeit, die sich mit der vergleichenden Auswertung von Intrakutan- und Prickreaktionen befaßten, haben die Ansicht von WALZER (1955) bestätigt, daß unabhängig von der Art der Applikation der Testextrakte „jede Technik so gut ist, wie der erfahrene Untersucher sie auszuwerten versteht".

Tabelle 23

Hautproben am Patienten selbst:
1. „Ritztest" (in verschiedenen Modifikationen)
   a) Skarifikation (Scratchtest)
   b) Pricktest („Stichtest")
2. Intrakutantest
3. Epikutantest
   a) oberflächliche Einreibung oder Auftragung (Reibtest)
   b) Pflasterproben (Patchtest)

Hautproben an nichtallergischen Probanden nach passiver Übertragung:
Prausnitz-Küstner-Reaktion (PKR)

Schleimhautproben:
1. an der Bindehaut (Ophthalmotest oder Konjunktivaltest)
2. an der Nasenschleimhaut (Rhinotest)

Expositionsproben am sensibilisierten Organ:
1. Ingestion (mit Reaktion des Magen-Darm-Traktes)
2. Inhalation (mit Reaktion des Bronchialbaumes)
3. diverse Hautproben, speziell bei Kontaktekzemen

Karenzproben:
(allergische Symptome sistieren nach Eliminierung des betreffenden Allergens)

Die anzuwendenden Testverfahren sind verständlicherweise auf die besondere Situation des Kindes zuzuschneiden. Deshalb folgen im Anschluß einige Ausführungen zu den geläufigen Testmethoden, die wir seit Jahren ohne gesundheitliche Beeinträchtigung unserer Patienten anwenden.

„Ritztest" beim Kind

Für die beiden Methoden, den „Scratchtest" („Kratzprobe") und den „Pricktest" („Stichprobe"), empfehle ich aus psychologischen Gründen den für ein Kind verständlicheren Ausdruck „Ritztest" oder „Ritzprobe" zu verwenden. Ein Kind will nicht gekratzt werden! Beim Ritztest wird die Haut oberflächlich geritzt (skarifiziert), und zwar so zart und umschrieben, daß es möglichst nicht zu einem stärkeren Blutaustritt aus den Kapillaren kommt. Je jünger ein Kind ist, um so vorsichtiger ist zu verfahren. Deshalb verwenden wir zum Ritzen sterile Kanülen der Stärke Nummer 1 oder 2, die weder fabrikneu noch frisch geschliffen sein dürfen; Einmalkanülen sind nach eigenen Erfahrungen zu scharf, führen oft zu kleinen, aber tiefen Einschnitten mit Blutaustritten, die das Kind dann erschrecken und das Testergebnis außerdem in Frage stellen, weil der Allergenextrakt nicht in der gleichen Weise wie bei einer typischen Ritzprobe in die oberste Hautschicht eindringen kann.

Die Haut jeweils kreuzweise zu skarifizieren, was wir vorher schon auf wenige Millimeter beschränkten, haben wir seit Jahren unterlassen, weil infolge dieser Prozedur Kratzeffekte an der Haut noch einige Tage deutlich sichtbar bleiben, gelegentlich zu deutlichem Dermographismus (unspezifisch) führen, und weil überdies das Allergenangebot wegen der ausgedehnteren Hautläsion ungleich größer wird. Die Skarifikationsprobe in Kreuzform ist dem Kinderarzt unter der Bezeichnung „Petruschky-Probe" bei der Tuberkulintestung hinreichend bekannt.

Bei Kindern führen wir den eigentlichen Ritztest so durch, daß wir zunächst eine Serie von stichförmigen oberflächlichen Hautritzen, die bezüglich der Epidermisläsion dem eigentlichen Pricktest (S. 24 ff.) nahekommen, in einem mit Fettstift vorgezeichneten Areal am Unterarm anlegen — was bei genügender Übung sehr rasch geschehen kann — und dann erst jeweils einen Tropfen des Allergenextraktes aus den kleinen Fläschchen — bei kleinen Kindern unter der Zusicherung des „Heilens" — mit jeweils einem gesonderten Glasstäbchen auftragen. Auf diese Weise wird eine Verunreinigung des Allergenextraktes im Fläschchen absolut vermieden. Nachfolgendes Durchstechen des vorher aufgetragenen Allergenextrakttropfens führt erfahrungsgemäß zu lebhafter Abwehr des Kindes. Auch ohne Verreiben der Extrakte erzielen wir Eindringen in die Haut, wenn nur sachgemäß geritzt wurde.

Das Testareal an einem Unterarm — bei kleinen Kindern sind, wenn notwendig, beide Unterarme zu benutzen — wird vor Durchführung der von uns gewählten Ritzprobe mit physiologischer Kochsalzlösung (Zellstoff wird damit angefeuchtet) gesäubert und mittels Fettstift bei älteren Kindern durch zwei Längsstriche, bei Kleinkindern nur durch einen, unterteilt und dann durch Querstriche in 18 bis 21 (bzw. 8 bis 12) kleinere, etwa quadratische Testbezirke aufgegliedert. Die „punktförmigen" Hautläsionen setzen wir dann jeweils mitten in jedes Areal sehr rasch und in der Intensität der Beschaffenheit der kindlichen Haut angepaßt. Selbst Kleinkinder sehen dann oft bei dem Auftragen der

Allergenextrakttröpfchen aus den für sie so ansprechenden Fläschchen interessiert zu. Als Allergenextrakte verwenden wir routinemäßig, nicht zuletzt auch im Interesse der Rentabilität und Vergleichbarkeit, seit einigen Jahren ausschließlich kommerziell gefertigte Präparate (S. 13). Dabei absolvieren wir einleitend stets eine Hauttestung mit den verfügbaren Gruppenallergenen. Weisen Anamnese und Angaben der Expositionsabhängigkeit deutlich auf eine Pollinose hin, dann legen wir zur Verkürzung des Verfahrens unter Umständen sogleich neben dem Pollengruppentest Hautproben mit den einzelnen Pollenextrakten am anderen Arm an. Bleibt die Anamnese unergiebig oder vieldeutig, dann weist die Gruppentestung unseres Erachtens am ehesten einen Weg.

Mit folgenden Gruppenextrakten stellen wir beim Kind routinemäßig den „Ritztest" an:

Gruppe häufiger Inhalationsallergene (bestehend aus Federn, Hausstaub, Hunde-, Katzenhaaren, Pferdeschuppen und -haaren),

Gruppe der Tierhaare (Kaninchen-, Rinder-, Ziegenhaare u. a.),

Getreidegruppe (Gerste, Hafer, Roggen, Weizen, Reis, Mais u. a.),

Gemüsegruppe (Bohnen, Erbsen, Karotten, Spinat, Weißkohl u. a.),

Fleischgruppe (Rind- und Kalbfleisch, Hammel- und Lammfleisch, Schweinefleisch u. a.),

Fischgruppe (Hering, Sardine, Scholle u. a.),

Gruppe der Schalentiere (Krabben, Muscheln u. a.),

Früchtegruppe (Apfel, Banane, Erdbeere, Orange, Tomate u. a.),

Gruppe diverser Pollen (von Bäumen, Gräsern, Getreiden, Blumen und Sträuchern),

Schimmelpilzgruppe (Alternaria, Aspergillus, Neurospora, Mucor, Penicillium u. a.).

Die Allergengruppe, die Baumwolle, Kapok, Seide, Wolle u. a. enthält, verwenden wir im Ritztest nur ausnahmsweise; nach unseren Beobachtungen ist bei Kindern ein einwandfreies Reaktionsergebnis nur bei intrakutaner Applikation dieses Gruppenextraktes zu erzielen.

Bei positivem Testergebnis mit einem Gruppenextrakt testen wir unter Berücksichtigung der Anamnese mit den Einzelallergenen dieser Gruppe nach. Wenn die Hautproben auf die üblichen Gruppenallergene negativ ausfallen, verzichten wir, sofern sich nicht aus der Anamnese eindeutige Hinweise ergeben, auf weitere Einzelextrakttestungen. Im übrigen würde das Kind allzusehr irritiert, wenn wir im Sinne des „Suchtests" von vornherein mit allen verfügbaren Einzelextrakten in mehreren Sitzungen testen würden. Auch Candida albicans haben wir jahrelang im Hinblick auf die von französischen Pädiatern gefundene recht häufige Sensibilisierung detailliert mitgetestet, ohne die entsprechenden Angaben bestätigen zu können.

Der Ritztest gilt als einwandfrei positiv, wenn — allenfalls unter Juckreiz — innerhalb von 20 bis 30 Minuten eine Wall- und Erythemreaktion aufschießt, was sich zu Beginn durch ein weißliches Infiltrat und unter Umständen unter Ausprägung der charakteristischen Pseudopodien abspielt. Bei Säuglingen (z. B. Ekzempatienten) ist die Ausbildung einer positiven Hautreaktion oft gering, doch läßt die Entwicklung von Pseudopodien an der Spezifität der Reaktion keinen Zweifel. Die endgültige Ablesung des Ausfalls der Testproben erfolgt im allgemeinen nach 20 Minuten, da sich bei dieser Methodik eine allergische Sofortreaktion abspielt. Treten Pseudopodien in Erscheinung, dann bezeichnen wir den Ausfall als vierfach positiv (+ + + +). Fehlen Pseudopodien bei sonst einwandfreier Reaktion, verwenden wir nur zwei oder drei Kreuze, je nach Intensität der Reaktion (s. auch Abb. 9). Die fühlbar erhabene Quaddel und der umgebende rote Hof werden von uns durch Zahlen erfaßt, wie sie zur Ablesung der Tuberkulinprobe in der Bessau-Schule üblich sind, wobei z. B. der von der Firma Bencard angegebene „Reaktionsmesser" — eine durchsichtige Kunststoffplatte mit verschieden großen Kreisen — zweckmäßig benutzt werden kann. Kontrollen, die die individuelle Hautreagibilität des Probanden angeben, stellen wir mit physiologischer Kochsalzlösung oder mit der Extraktverdünnungslösung an; wir benutzen also nur die „Nullreaktion" zum Vergleich und verzichten auf die positiv zu wertende Histaminkontrolle, da die Histaminrötung und -quaddel die Kinder zu stark irritieren.

War die Probe beim Ritztest einwandfrei positiv, dann bedarf sie nicht der Ergänzung durch weitere Testungen; fraglich positive Reaktionen erfordern zunächst nach Gruppentestung Einzeltestungen. Dabei wird sich herausstellen, ob ein einzelnes Allergen eine spezifische Reaktion hervorruft. Bei zweifelhaftem Ausfall der Reaktion oder Diskrepanz zwischen Anamnese und Hautprobe ergänzen wir unsere Untersuchungen durch Intrakutanproben mit den dafür vorgesehenen Extrakten. Wiederholung oder Intensivierung der Testung (durch die Intrakutanprobe) zu wählen, bleibt der Erfahrung des Arztes vorbehalten.

Verschiedene Sicherungsmaßnahmen sind notwendig (s. auch S. 91 ff.). Wir legen bei jeder solchen Testung stets einen Schlauch zurecht, der notfalls bei überschießender Ausprägung der Hautreaktion oder bei Verdacht auf Allgemeinreaktion am Oberarm anzulegen wäre. Ferner liegt eine Injektionsspritze (verdeckt, mit Kanüle armiert) bereit, Suprarenin-Lösung 1:1000 enthaltend und augenblicklich einsatzfähig, desgleichen eine Spritzampulle Monocortin (oder ähnliches), uneröffnet. Infusionslösungen zum sofortigen Gebrauch sind im Testzimmer verfügbar zu halten. Kreislauflabile Kinder sind tunlichst im Liegen zu testen, um erregungsbedingtem Kollaps vorzubeugen.

Wichtig erscheint der Hinweis, der für die Ritzprobe ebenso wie für die Intrakutanprobe gilt, daß bei Anlegen vieler Proben nebeneinander durchaus einmal Überschneidung positiver Reaktionen oder Übergreifen einer starken Probe auf benachbarte Teststellen eintreten kann. Je heftiger eine Hautreaktion ausfällt, um so mehr droht außerdem eine Allgemeinreaktion. Deshalb haben wir es uns zur Regel gemacht, die angelegte Ritzprobe kontinuierlich zu überwachen. Die beanspruchte Zeit kann sehr vorteilhaft zur psychologischen Exploration des Kindes und zur weiteren Erhebung der Anamnese benutzt werden, zu der das Kind gelegentlich noch sehr wertvolle Auskünfte erteilt. Wird eine Probe bei entsprechender Beobachtung unter starkem Jucken rasch stark positiv (erhebliche Quaddelausbildung mit Pseudopodienbildung), dann pflege ich die aufgetropften Allergenextrakte beim Ritztest mittels einer Zellstofflage aufzusaugen; bei hochsensibilisierten Kindern, beispielsweise bei Asthmakindern, deren Fischallergie sich schon bei bestehendem Fischgeruch manifestiert, ist entsprechend Vorsorge zu treffen.

Die Aussage über das Ergebnis der Ritzprobe wird unsicher und unverläßlich, wenn durch die Beschaffenheit der Haut, z. B. bei Ekzem, oder durch allgemeine und örtliche Kortikoidbehandlung die Reagibilität gestört ist; die Bewertung negativer Reaktionsausfälle wird dadurch fragwürdig (s. auch S. 64 ff.).

Intrakutanprobe beim Kind

Für diese allergologische Hautprobe verwenden wir auch kommerziell gefertigte Allergenextrakte mit genau dosiertem und somit vergleichbarem Allergengehalt. Erwiesenermaßen gibt die intrakutane Testung eine eindeutige Auskunft über den Sensibilisierungszustand des Kindes, ähnlich wie die Tuberkulinprüfung. Die Verabreichung der Allergenmenge durch Injektion bedeutet aber etwas Definitives, die Reaktion des Organismus kann heftiger als bei der oberflächlichen

Allergenberührung des Ritztestes ausfallen. „Unspezifische" Hautreaktionen sind ebenfalls zu gewärtigen: So ist bei der intrakutanen
Injektion besonders darauf zu achten, daß sich nicht in der Kanüle
oder am Kanülenansatz Luftbläschen befinden, weil infolge der dadurch bedingten „splash reaction" eine positive Reaktion vorgetäuscht
werden kann. Chobot (1951), einer der Befürworter der intrakutanen
Hautproben im Kindesalter, hat vorgeschlagen, bei Kindern mit einer
Injektionsmenge von nicht mehr als 0,01 ml der üblichen Allergenextrakte zu beginnen, wobei er als Normwert 100 Eiweißstickstoff-
Einheiten (PNU) empfohlen hat. Die Intrakutantechnik bietet den
Vorteil, bei negativem Ausfall einer Probe durch Verwendung stärkerer Konzentrationen des Allergenextraktes die Prüfung zu inten-
sivieren.

Wer häufig Intrakutanproben durchführt, weiß allzu gut, daß sich
vornehmlich Kleinkinder mehreren Injektionen heftig widersetzen.
Deshalb haben nicht nur die Kinder, sondern auch die besorgten Müt-
ter oft eine ausgesprochene Aversion gegen dieses Testverfahren, vor
allem dann, wenn die Zahl der Injektionen allzu hoch bemessen wird.
Wir selbst raten dringend ab, ohne ausreichende Vorbildung und Erfahrung in der Sprechstunde bei Kindern ambulant Intrakutantestungen durchzuführen. Wer sich nicht zumindest vorher durch eingehende
— fast minuziöse — Anamneseerhebung davon überzeugt hat, ob nicht
etwa eine hochgradige Sensibilisierung vorliegt, der wird in solchem
Falle unter Umständen (z. B. bei einer hochgradigen Allergie gegen
Fischeiweiß oder Eiklar, um nur diese Allergenarten hier hervorzu-
heben) im Laufe der Zeit bei Kindern sicher einmal heftige Allgemeinreaktionen erleben. Auch vor der Testung auf Penicillinallergie
mit Intrakutanproben möchte ich nachdrücklich warnen, da bekannt-
lich bei nicht vorauszusehendem hohen Sensibilisierungsgrad wenige
Einheiten Penicillin schon genügen, um einen anaphylaktischen
Schock auszulösen. Dies gilt sinngemäß auch für die Abklärung weiterer Beispiele der Arzneimittelallergie (s. auch S. 119).

Als Ort der Intrakutanproben halten wir beim Kind den Rücken für
nicht geeignet, da im Falle einer Allgemeinreaktion die bereits oben
geschilderten Hilfsmaßnahmen beschränkt sind. Wenn schon die Kinder intrakutan getestet werden, dann ausschließlich am Arm und zwar
so weit distal, daß notfalls ein Stauschlauch angelegt werden kann
(s. auch S. 124).

Die Beurteilung von Kutan- und Intrakutanproben wird besonders
bei Säuglingen und Kleinkindern dadurch gestört, daß infolge der
neurovegetativen Labilität eine Neigung zu starkem Dermographis-

mus besteht, wodurch fälschlich positive Ausfälle vorgetäuscht werden können. Andererseits aber sind die oberen Hautanteile im frühen Kindesalter so zart und gut durchblutet, daß die einfache Hautläsion zu unerwünschtem Blutaustritt mit entsprechender Angst des Kindes führt, oder daß winzige intrakutan applizierte Allergenmengen sich auffällig rasch verteilen.

Klinische Auswertung von Hautproben

Die Hautproben stellen lediglich eine diagnostische Hilfe zur ätiologischen Klärung allergischer Krankheiten dar; ihre Aussagekraft ist beschränkt. Deshalb ist bei ihrer Beurteilung Zurückhaltung nötig. Treten positive Reaktionen auf, dann hat ihre Deutung im Hinblick auf die sehr aufschlußreiche Vorgeschichte und die anamnestisch oder gegenwärtig vorhandenen Krankheitssymptome zu erfolgen (s. S. 66 ff.). Nicht selten werden Kinder unnützerweise nach Absolvierung von Hauttestungen mit einseitiger Ernährung traktiert, mehr zu ihrem Schaden als zu ihrem Nutzen, und zwar allein nur deshalb, weil positive Hautproben auf Nahrungsmittelallergene allzu leichtfertig als „beweisend" für eine nutritive Allergie angesehen werden und somit zur Eliminierung wichtiger Nahrungsmittel aus dem Speiseplan des Kindes Anlaß geben. Hautproben allein genügen also für eine endgültige Beurteilung der Situation nicht. Schwerwiegende Änderungen im Speiseplan, besonders wichtige Grundnahrungsmittel wie Milch betreffend, sollten erst nach Expositionsproben am vermutlich reagierenden Darm getätigt werden (S. 110). Selbst bei ekzematösen Säuglingen ist die angeordnete Kuhmilchkarenz häufiger Folge eines trügerischen Analogiekurzschlusses als der Ausdruck allergologisch fundierter Kenntnisse. Eine positive Hautprobe ist also für die ätiopathogenetische Diagnose allein nicht entscheidend.

Epikutanprobe beim Kind

Vor allem, wenn es sich um Verdacht auf Arzneimittelallergie oder um die ätiologische Klärung eines Kontaktekzems handelt, sollte beim Kind viel häufiger als bisher die Epikutanprobe angelegt werden. Wir benutzen hierzu die Testpflaster der Firma Beiersdorf (neuerdings aus Leukosilk), auf deren hautnaher Seite runde Blättchen zur Beschickung mit diversen Allergenen angeordnet und speziell abgedeckt sind (S. 38). Besonders bei Versuchen zur Aufklärung einer arzneimittelbedingten Reaktion beginnen wir in der Regel vorsichtig vortestend mit einer derartigen Probe. Freilich ist hier zu berücksichtigen, daß wir nicht von jeder Substanz die Löslichkeitsverhältnisse und die Fähigkeit zur Einbringung in die epidermalen Hautanteile genau kennen (s. auch S. 44 ff.). Besser ist es aber, eine Reihe negativer Proben in Kauf zu nehmen, da bei dieser Applikationsweise kaum Allgemeinreaktionen zu erwarten sind, als allzu forsch diffizile Methoden einzusetzen und eine erneute Allergeneinverleibung mit ihren möglichen Folgen überhaupt zu riskieren. Im übrigen verweisen wir auf die ausführliche Darstellung der Epikutanproben auf S. 36 ff.

Expositions- und Eliminationsprobe beim Kind

Expositionsproben mit Allergenen am erkrankten Organ lassen sich zwar grundsätzlich auch bei Kindern ausführen, doch werden sie besser — gewissermaßen stellvertretend — im allgemeinen auf der in diesem Lebensalter reaktiven Haut vorgenommen. Expositionsproben an den Schleimhäuten, besonders z. B. am Darm bei Zöliakie, verwendet auch der Pädiater. Dagegen verzichten wir lieber auf Allergenexpositionen an Nase, Bindehaut und speziell am Bronchialbaum in Anbetracht der die Kinder unter Umständen belästigenden, manchmal in ihrer Intensität nicht vorauszusehenden Reaktionen.

Methodisch sind die Expositionsproben an der Augenbindehaut (Ophthalmoprobe) und an der Nasenschleimhaut (Rhinotest) in gleicher Weise wie bei Erwachsenen durchzuführen und zu bewerten (s. Beitrag FUCHS, S. 96 ff.).

Provokationsproben am Bronchialsystem bieten hinsichtlich ihrer Durchführung bei Kindern im Schulalter eigentlich keine Schwierigkeiten; bei jüngeren Kindern sind sie unergiebig, da die für die Reaktionsbewertung notwendigen statischen und dynamischen Größen der Lungenvolumina sowohl bezüglich ihrer Ausgangswerte als auch ihrer sich ändernden Meßwerte zu niedrig sind. Derartige Provokationsproben sollten allenfalls nur ausnahmsweise und mit ausreichend empfindlichen Geräten (Minimus-Pneumometer, Ganzkörperperplethysmograph) angewendet werden.

Sinnvoller und für die Kinder selbst ohne Beeinträchtigung sind die systematischen Eliminationsproben, bei denen aber eine peinlich genaue Allergenkarenz erforderlich ist. Die systematischen Eliminationsproben sind zwar oft sehr zeitraubend, eröffnen aber immerhin als solche schon eine rationelle Behandlungsweise; denn Allergenkarenz führt charakteristischerweise zu klinischer Besserung oder selbst zur Beseitigung der Krankheitssymptome.

Insgesamt wäre festzustellen, daß eine sachgemäße allergologische Diagnostik auch Kindern bei entsprechender Indikation keineswegs vorenthalten werden darf; bei der Auswahl der Testmethoden ist aber den altersabhängigen Besonderheiten des Kindes Rechnung zu tragen.

Literatur

Chobot, R.: Pediatric allergy. McGraw-Hill, London 1951

Erdmann, G.: Allergie-Probleme im Kindesalter. Barth, Leipzig 1961

Erdmann, G.: Allergologische Testmethoden bei Kindern. In: Allergie- und Immunitätsforschung. Verh. dtsch. Ges. Allergie- u. Immun.-Forsch. Bd. I. Schattauer, Stuttgart 1965

Glaser, J.: Allergy in childhood. Thomas, Springfield/Ill. 1956

Hansen, K., M. Werner: Lehrbuch der klinischen Allergie. Thieme, Stuttgart 1967

Kundratitz, K.: Bedeutung der Allergie für die Erkrankungen des Kindesalters. In: Allergie, 3. Aufl., hrsg. von K. Hansen. Thieme, Stuttgart 1957

Walzer, N.: Diagnostic procedures in allergy. N. Y. St. J. Med. 55 (1955) 3302

Wilken-Jensen, K.: On the testing of allergic patients; in Testprocedures. Europ. Acad. of Allergy, Proc. I. Stenfert Kroese, Leiden 1961

Sachverzeichnis

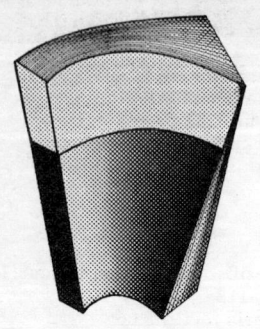

Flexible Taschenbücher

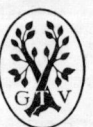

Georg Thieme Verlag Stuttgart

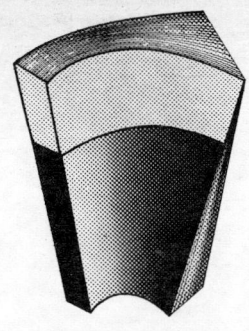

Flexible Taschenbücher

Mumenthaler · Neurologie
4. Auflage, DM 14,80

Niedner · Digitalistherapie
2. Auflage, DM 9,80

Reifferscheid · Chirurgie
2. Auflage, DM 19,80

Richter/Beckmann · Herzneurose
2. Auflage, DM 12,80

Rosenkranz · Diabetes mellitus im
Kindesalter · 2. Auflage, DM 11,80

Schaefer/Blohmke · Sozialmedizin
DM 16,80

Schipperges · Ausbildung zum Arzt
von morgen · DM 9,80

Schipperges · Moderne Medizin im
Spiegel der Geschichte · DM 9,80

Smythies · Biologische Psychiatrie
DM 7,80

Spielmann · Transfusionskunde
2. Auflage, DM 9,80

Stauch · Kreislaufstillstand und
Wiederbelebung · 3. Auflage, DM 8,80

Stöcker · Narkose
3. Auflage, DM 12,80

Truniger · Wasser- und Elektrolyt-
haushalt · 3. Auflage, DM 11,80

Welsch · Krankenernährung
2. Auflage, DM 13,40

Zetkin/Schaldach · Wörterbuch der
Medizin · In drei Bänden
Jeder Band DM 9,80

Zöllner · HNO-Heilkunde
3. Auflage, DM 14,80

Zollinger · Pathologische Anatomie
In zwei Bänden · 3. Auflage
Band 1 DM 12,80 · Band 2 DM 16,80

Hiemeyer u. a. · Hämorrhagische
Diathesen · DM 14,80

Hollwich · Augenheilkunde
7. Auflage, DM 18,80

Janzen · Schmerzanalyse
3. Auflage, DM 9,80

Kayser/Krüger u. a. · Gruppenarbeit
in der Psychiatrie · DM 9,80

Kern · Gynäkologie
2. Auflage, DM 17,80

Kimmig/Jänner · Taschenatlas der
Haut- und Geschlechtskrankheiten
DM 28,–

Klepzig · Herz- und Gefäßkrank-
heiten · 3. Auflage, DM 14,80

Langen · Die gestufte Aktivhypnose
4. Auflage, DM 8,80

Langen · Psychotherapie
3. Auflage, DM 7,80

Lenz · Medizinische Genetik
2. Auflage, DM 9,80

Lüth · Lehren und Lernen in der
Medizin · DM 11,80

Mertz · Gicht · 2. Auflage, DM 19,80

Meyer/Chesser · Verhaltenstherapie
in der klinischen Psychiatrie
DM 12,80

Moberg · Dringliche Handchirurgie
3. Auflage, DM 9,80

Mohring · Touristikmedizin
DM 12,80